EPIDEMIOLOGIA

Revisão técnica

Lucimar Filot da Silva Brum
Doutora em Ciências Biológicas-Bioquímica
Professora de Farmacologia

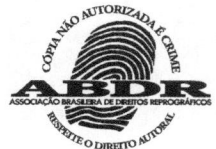

M386e Martins, Amanda de Ávila Bicca
  Epidemiologia / Amanda de Ávila Bicca Martins, Deborah Teixeira, Bruna Gerardon Batista e Daniela Steffens ; revisão técnica: Lucimar Filot da Silva Brum. – Porto Alegre : SAGAH, 2023.

  ISBN 978-65-5690-365-1

  1. Farmácia – Epidemiologia. I. Teixeira, Deborah. II. Batista, Bruna Gerardon. III. Steffens, Daniela. IV. Título.

CDU 615:614.4

Catalogação na publicação: Mônica Ballejo Canto – CRB 10/1023

EPIDEMIOLOGIA

Amanda de Ávila Bicca Martins
Biomédica com habilitação em Análises Clínicas e de Alimentos
Mestre em Ciências biológicas: fisiologia

Deborah Teixeira
Biomédica habilitada em Fisiologia e Radiologia
Mestra em Ciências Biológicas: Fisiologia

Bruna Gerardon Batista
Biomédica
Mestre em Ciências da Saúde

Daniela Steffens
Farmacêutica com ênfase em Análises Clínicas
Mestre em Ciência dos Materiais
Doutora em Ciências biológicas: fisiologia
Pós-doutora em Análises Clínicas

Porto Alegre,
2023

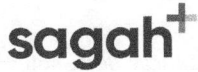

© Grupo A Educação S.A., 2023

Gerente editorial: *Arysinha Affonso*

Colaboraram nesta edição:
Editora responsável: *Dieimi Deitos*
Assistente editorial: *Adriana Haubert*
Preparação de original: *Nádia Lopes*
Capa: *Paola Manica | Brand&Book*
Editoração: *Ledur Serviços Editoriais Ltda*

> **Importante**
>
> Os *links* para *sites* da *web* fornecidos neste livro foram todos testados, e seu funcionamento foi comprovado no momento da publicação do material. No entanto, a rede é extremamente dinâmica; suas páginas estão constantemente mudando de local e conteúdo. Assim, os editores declaram não ter qualquer responsabilidade sobre qualidade, precisão ou integralidade das informações referidas em tais *links*.

Reservados todos os direitos de publicação ao GRUPO A EDUCAÇÃO S.A. (Sagah é um selo editorial do GRUPO A EDUCAÇÃO S.A.)

Rua Ernesto Alves, 150 – Floresta
90220-190 Porto Alegre RS
Fone: (51) 3027-7000

SAC 0800 703-3444 – www.grupoa.com.br

É proibida a duplicação ou reprodução deste volume, no todo ou em parte, sob quaisquer formas ou por quaisquer meios (eletrônico, mecânico, gravação, fotocópia, distribuição na Web e outros), sem permissão expressa da Editora.

IMPRESSO NO BRASIL
PRINTED IN BRAZIL

APRESENTAÇÃO

A recente evolução das tecnologias digitais e a consolidação da internet modificaram tanto as relações na sociedade quanto as noções de espaço e tempo. Se antes levávamos dias ou até semanas para saber de acontecimentos e eventos distantes, hoje temos a informação de maneira quase instantânea. Essa realidade possibilita a ampliação do conhecimento. No entanto, é necessário pensar cada vez mais em formas de aproximar os estudantes de conteúdos relevantes e de qualidade. Assim, para atender às necessidades tanto dos alunos de graduação quanto das instituições de ensino, desenvolvemos livros que buscam essa aproximação por meio de uma linguagem dialógica e de uma abordagem didática e funcional, e que apresentam os principais conceitos dos temas propostos em cada capítulo de maneira simples e concisa.

Nestes livros, foram desenvolvidas seções de discussão para reflexão, de maneira a complementar o aprendizado do aluno, além de exemplos e dicas que facilitam o entendimento sobre o tema a ser estudado.

Ao iniciar um capítulo, você, leitor, será apresentado aos objetivos de aprendizagem e às habilidades a serem desenvolvidas no capítulo, seguidos da introdução e dos conceitos básicos para que você possa dar continuidade à leitura.

Ao longo do livro, você vai encontrar hipertextos que lhe auxiliarão no processo de compreensão do tema. Esses hipertextos estão classificados como:

Saiba mais

Traz dicas e informações extras sobre o assunto tratado na seção.

Fique atento

Alerta sobre alguma informação não explicitada no texto ou acrescenta dados sobre determinado assunto.

Exemplo

Mostra um exemplo sobre o tema estudado, para que você possa compreendê-lo de maneira mais eficaz.

Link

Indica, por meio de *links* e códigos QR*, informações complementares que você encontra na *web*.

https://sagah.maisaedu.com.br/

Todas essas facilidades vão contribuir para um ambiente de aprendizagem dinâmico e produtivo, conectando alunos e professores no processo do conhecimento.

Bons estudos!

---

* Atenção: para que seu celular leia os códigos, ele precisa estar equipado com câmera e com um aplicativo de leitura de códigos QR. Existem inúmeros aplicativos gratuitos para esse fim, disponíveis na Google Play, na App Store e em outras lojas de aplicativos. Certifique-se de que o seu celular atende a essas especificações antes de utilizar os códigos.

SUMÁRIO

Unidade 1

Epidemiologia: contexto histórico 13
Daniela Stefens
    Afinal, o que é epidemiologia? 14
    Histórico das doenças transmissíveis no homem no
        desenvolvimento da epidemiologia 16
    Aplicação da epidemiologia na prática profissional 18

Conceito de saúde 21
Daniela Stefens
    O que é saúde? 21
    Determinantes sociais de saúde 24
    Como podemos avaliar a saúde de uma população? 27

Corpo, saúde e doença 31
Amanda Martins
    Conceitos gerais em saúde e doença 31
    Saúde e doença na era antropológica 33
    Corporeidade e motricidade na saúde 35

Riscos: princípios básicos 39
Amanda Martins
    Entendendo a importância do risco 39
    Tipos de risco e suas aplicações 41
    Fatores de risco e sua importância na prevenção de doenças 44

Fatores de risco 47
Amanda Martins
    O conceito de risco 47
    Fator de risco e sua relevância 49
    Classificação e origens dos fatores de risco 51

Estudo de coorte 53
Amanda Martins
    Estudos de coorte 53
    Vantagens e desvantagens do estudo de coorte 55
    Estudos de coorte e os demais estudos observacionais 57

Estudo de caso-controle 61
Amanda Martins
   Estudos de caso-controle 62
   Vantagens e desvantagens dos estudos de caso-controle 64
   Estudos de caso-controle e os demais estudos observacionais 66

Descrição do prognóstico 69
Amanda Martins
   Entendendo o prognóstico 69
   O prognóstico na história natural da doença e no curso clínico 71
   A caracterização do prognóstico a partir do uso de taxas 74

Definição e abrangência da epidemiologia 77
Amanda Martins
   Conceitos e definições em epidemiologia 77
   Áreas de atuação da epidemiologia 79
   A epidemiologia na saúde baseada em evidências 83

Unidade 2

Diferença entre prevenção e controle de doenças 85
Amanda Martins
   Prevenção e seus níveis na atualidade 86
   Os níveis de prevenção 87
   Prevenção e controle de doenças 89

Níveis de prevenção 91
Amanda Martins
   A importância do cuidado preventivo 91
   Os níveis de prevenção 93
   Os níveis de prevenção em contexto nacional 96

Importância da epidemiologia como eixo das ações de saúde e como base de informações 101
Amanda Martins
   Vigilância e seus componentes na área da saúde 101
   Principais tipos de abordagem na vigilância em saúde 104
   A relevância da epidemiologia nas ações de saúde 107

Estudo transversal 109
Amanda Martins
   Conhecendo os estudos transversais 109
   Vantagens e desvantagens dos estudos transversais 111
   Estudos transversais e demais estudos observacionais 113

Estrutura epidemiológica 115
Amanda Martins
   Fatores etiológicos e estrutura epidemiológica 116
   Fatores de exposição e susceptibilidade em relação aos fatores etiológicos ... 117
   O ambiente como fator causal de doenças 119

Indicadores de saúde coletiva 123
Amanda Martins
   Compreendendo o conceito de indicadores de saúde 124
   Características de indicadores de saúde 127
   Os indicadores na saúde pública 128

Indicador e índice 131
Patrícia Klahr
   Indicadores de saúde 132
   Índices 140

Unidade 3

Sensibilidade, especificidade e acurácia 145
Deborah Teixeira
   Sensibilidade 145
   Especificidade 147
   Acurácia 148

Eficácia e efetividade 151
Deborah Teixeira
   Eficácia 151
   Efetividade 153
   Eficácia e efetividade 154

Valor preditivo positivo e valor preditivo negativo 157
Deborah Teixeira
   Valor preditivo positivo 157
   Valor preditivo negativo 159
   Valor preditivo positivo x valor preditivo negativo 160

Viés de aferição e confusão 163
Deborah Teixeira
   Viés de aferição 163
   Viés de confusão 165
   Viés de aferição x viés de confusão 166

Prevalência e incidência ... 169
Deborah Teixeira
- Prevalência ... 169
- Incidência ... 171
- Diferenças entre prevalência e incidência ... 173

Mortalidade ... 177
Deborah Teixeira
- Mortalidade e o indicador de mortalidade ... 177
- Coeficiente de mortalidade geral e coeficiente de mortalidade segundo a causa ... 178
- Coeficiente de mortalidade infantil ... 179

Esperança de vida ... 183
Bruna Batista
- O que é esperança de vida? ... 183
- Como obter essas informações populacionais ... 186
- A importância da esperança de vida no âmbito da saúde ... 192

Unidade 4

Fecundidade ... 197
Patrícia Klahr
- Coeficiente geral de fecundidade ... 198
- Fonte de dados para a fecundidade ... 201
- Fecundidade na atualidade ... 202

Natalidade ... 207
Bruna Batista
- Descrevendo a natalidade ... 207
- Fatores que influenciam a natalidade ... 209
- Natalidade, política e crescimento populacional ... 212

Composição da população em idade e sexo ... 217
Bruna Batista
- Identificando a população ... 217
- Indicadores populacionais demográficos e socioeconômicos ... 220
- Composição populacional e transição demográfica ... 224

Conceitos de promoção da saúde, prevenção de doenças e reabilitação da saúde ... 227
Deborah Teixeira
- Promoção da saúde, prevenção de doenças e reabilitação da saúde ... 228
- Aplicabilidade das ações de promoção da saúde, prevenção de doenças e reabilitação da saúde na prática assistencial ... 230
- Saúde preventiva *versus* saúde curativa ... 234

Doenças e agravos de transmissão hídrica 237
Bruna Batista
   Focos de contaminação da água 237
   Doenças de transmissão hídrica 239
   Condicionantes naturais e antrópicos que maximizam
      a disseminação de doenças de veiculação hídrica 243

Epidemiologia das doenças não transmissíveis (doenças não infecciosas) 249
Bruna Batista
   Identificando as doenças não transmissíveis 249
   Epidemiologia das doenças não transmissíveis 253
   Doenças não transmissíveis e o seu impacto na saúde mundial 255

Vigilância epidemiológica 261
Bruna Batista
   A vigilância epidemiológica 262
   Vigilância em saúde, sanitária e ambiental 267
   Sistema de vigilância epidemiológico nacional 270

Ensaio clínico controlado e randomizado (ECR) 275
Bruna Batista
   Definição de ensaio clínico controlado e randomizado 275
   Parâmetros do ensaio clínico controlado e randomizado 278
   Diferenças entre ensaio clínico controlado e randomizado 280

UNIDADE 1

Epidemiologia: contexto histórico

Objetivos de aprendizagem

Ao final deste texto, você deve apresentar os seguintes aprendizados:

- Reconhecer os princípios básicos da epidemiologia.
- Identificar o contexto histórico das doenças transmissíveis ao homem no desenvolvimento da epidemiologia.
- Listar as principais aplicações da epidemiologia na atualidade.

Introdução

Ao se tornar um profissional de saúde, você vai se deparar diariamente com as palavras "saúde" e "doença". Muitas são as pessoas em busca de tratamento para seus males, e nessas situações, profissionais da área da saúde devem focar os objetivos na resolução dos problemas que acercam o indivíduo. Entretanto, como é possível tomar decisões perante dados populacionais? Ou, até mesmo, como, a partir de dados populacionais, se deve usar o conhecimento em prol dos indivíduos? Essas perguntas podem ser respondidas por meio da *epidemiologia*, que é o estudo da distribuição e dos determinantes de estados ou eventos relacionados à saúde (incluindo doença) e à aplicação desse estudo ao controle de doenças e outros problemas de saúde.

Neste capítulo, você vai ver os princípios básicos da epidemiologia, suas principais aplicações e um histórico sobre um dos seus objetos de estudo: as doenças transmissíveis. Você ainda vai poder ver como a epidemiologia, uma ciência básica, pode ser tão importante na vida dos profissionais de saúde.

Afinal, o que é epidemiologia?

A epidemiologia pode ser definida como o ramo da ciência destinado a estudar "tudo sobre a população". A origem da palavra é proveniente do grego – *epi* (sobre) + *demos* (população) + *logia* (estudo). Segundo a Organização Mundial da Saúde (OMS), a epidemiologia é o estudo da distribuição e dos determinantes de estados ou eventos relacionados à saúde (incluindo doença) e a aplicação deste estudo ao controle de doenças e outros problemas de saúde. Dessa forma, fica claro que os epidemiologistas estão preocupados não somente com a incapacidade, doença ou morte, mas, também, com a melhoria dos indicadores de saúde e com maneiras de promover saúde.

Assim, por meio da análise da distribuição e dos fatores determinantes das doenças, dos danos à saúde e eventos associados à saúde coletiva, a epidemiologia visa propor medidas específicas de prevenção, controle ou erradicação de doenças e fornecer indicadores que sirvam de suporte ao planejamento, administração e avaliação das ações de saúde.

O alvo de um estudo epidemiológico é sempre uma população humana, que pode ser definida em termos geográficos ou outro qualquer. Por exemplo, um grupo determinado de trabalhadores de uma clínica de radiologia ou residentes de uma zona rural podem constituir uma unidade de estudo. Em geral, a população utilizada em um estudo epidemiológico é aquela localizada em determinada área ou país em determinado momento do tempo. Isso forma a base para definir subgrupos de acordo com o sexo, grupo etário, etnia e outros aspectos.

Vários métodos podem ser utilizados para realizar investigações epidemiológicas: a vigilância e os estudos descritivos podem ser utilizados para estudar a distribuição; já os estudos analíticos são usados para estudar os determinantes. Assim, chegamos à primeira divisão da epidemiologia: descritiva e analítica.

- **Epidemiologia descritiva:** tem como base a tríade o tempo, o lugar e as pessoas. Ela se preocupa em realizar descrições gerais relativas à relação de determinada doença com características básicas, como idade, sexo, etnia, ocupação, classe social e localização geográfica, dentro de determinado período de tempo. Ela sempre é observacional, nunca experimental. Um exemplo bastante atual é o levantamento do número de recém-nascidos que foram afetados no Brasil pela epidemia do vírus Zika no ano de 2015. Como podemos visualizar, é feita uma observação da distribuição de determinada doença, mas em nenhum momento nesse exemplo se cogitou a intervenção por meio de uma experimentação científica. Somente é realizada uma coleta de dados. Embora ela apenas descreva os dados, a epidemiologia descritiva é um antecedente necessário da epidemiologia analítica.

- **Epidemiologia analítica:** tem como base a tríade hospedeiro, ambiente e agente. Por meio do estudo epidemiológico analítico, subconjuntos de uma população definida podem ser identificados, classificando quem esteve, está ou estará exposto ou não exposto - ou exposto em diferentes graus - a um ou mais fatores que acarretarão no desfecho final – seja ele saúde ou doença. Assim, como exemplo, podemos citar novamente a epidemia do Zika. Por meio de estudos, verificou-se que o vírus (agente) é transmitido pelo mosquito *Aedes aegypti*, que se localiza em regiões mais quentes, por isso afetando mais determinadas regiões do país que outras. Além disso, os hospedeiros vertebrados do vírus são humanos e macacos tendo como consequência a ocorrência de microcefalia congênita quando transmitido a gestantes e seus fetos.

Então, você conseguiu visualizar a diferença em ambos os casos? A descritiva somente descreve os casos, enquanto a analítica mostra por meio de experimentação a explicação para esses casos.

Finalmente, após termos uma ideia geral do que trata a epidemiologia, conseguimos estabelecer quais são os seus objetivos. Assim, os objetivos principais dessa ciência são:

- descrever a distribuição e a magnitude dos problemas de saúde nas populações humanas;
- identificar e entender o agente causal e fatores relacionados aos agravos à saúde;
- identificar e explicar os padrões de distribuição geográfica das doenças;
- estabelecer metas e estratégias de controle;
- estabelecer medidas preventivas;
- auxiliar no planejamento e desenvolvimento de serviços de saúde ao elencar as prioridades.

Fique atento

Os seguintes termos são bastante importantes em epidemiologia:
- **População:** inclui indivíduos com características específicas às quais se deseja estudar.
- **Distribuição:** refere-se à análise quanto ao tempo, pessoas, lugares e grupos de indivíduos afetados.
- **Determinantes:** inclui fatores que afetam o estado de saúde, entre os quais, os fatores biológicos, químicos, físicos, sociais, culturais, econômicos, genéticos e comportamentais.

Histórico das doenças transmissíveis no homem no desenvolvimento da epidemiologia

Agora que você já aprendeu um pouco sobre a epidemiologia, podemos começar a ter a compreensão de como ela começou. Afinal, hoje em dia, com todas as tecnologias e conhecimento que já temos, fica bem mais fácil trabalhar com essa ciência, mas, antigamente, como era?

As doenças constituem uma terrível ameaça para todo ser vivo. Algumas delas são amenas, mas outras podem matar milhões de pessoas, espalhando-se por grandes regiões do mundo, como já ocorreu antigamente com a Peste Negra, cólera, tuberculose, varíola, entre outras doenças.

Saiba mais

Durante muitos séculos, não se sabia o que originava as pestes e as grandes epidemias: um castigo divino, uma conjunção astrológica, uma mudança de clima? Várias eram as hipóteses, mas foi preciso um longo caminho para que se pudesse compreender a causa das enfermidades transmissíveis e como se prevenir contra elas.

O conhecimento de que muitas doenças são produzidas por microrganismos ou fatores genéticos e ambientais é, hoje, banal. No entanto, esse é um conhecimento relativamente recente – com pouco mais de um século de idade. Essa é a história que vamos começar a ver agora.

A epidemiologia teve origem na ideia de que fatores ambientais podem influenciar a ocorrência das doenças. Ela originou-se das observações de Hipócrates, pai da medicina grega, feitas há mais de 2000 anos, de que fatores ambientais influenciam a ocorrência de doenças. Há indícios de que ele analisava as doenças com base em um pensamento racional, como sendo resultado da relação da pessoa com o ambiente, ressaltando que o clima, os hábitos alimentares e de vida deveriam ser considerados ao analisar as doenças. Assim, nesse momento começava também a noção de fatores determinantes e condicionantes da saúde.

Entretanto, a quantificação dos problemas de saúde se inicia somente no século XVII, com John Graunt, considerado o pai da estatística e demografia. Por meio de tabulação de dados sobre a mortalidade em Londres, ele conseguiu reunir dados de óbitos por sexo, região, percentuais de mortes em relação aos nascimentos e à população total.

Anos após, a Revolução Industrial, no século XIX, fez com que ocorressem muitos deslocamentos populacionais das zonas rurais para as áreas urbanas. Esse movimento populacional, que ocorre de forma desestruturada, contribuiu para a ocorrência de epidemias de cólera, febre amarela, febre tifoide, entre outras.

Foi nesse contexto que John Snow, considerado o pai da epidemiologia, também em Londres, estabeleceu a relação entre o contágio por cólera e o consumo de água contaminada. Por meio de observações da localização de bombas d'água públicas e distribuição da doença na população, ele chegou à conclusão de que a água utilizada pela população de uma bomba em específico era responsável pela disseminação da doença. Isso ocorreu mesmo antes de saber qual o agente etiológico da doença. Mas, dessa forma, foi possível sugerir alterações na forma como a água era distribuída à população e também em mudanças no saneamento básico.

Ainda no século XIX, as descobertas de Louis Pasteur sobre microbiologia levam a profundas mudanças na Epidemiologia. Ao identificar e isolar numerosas bactérias, Pasteur conseguiu elaborar meios de eliminar as bactérias patogênicas, assim como levou ao desenvolvimento do uso de bactérias em processos industriais e farmacológicos. Robert Koch, dando sequência às pesquisas microbiológicas, descobriu, em 1882, o agente causador da tuberculose, por isso tendo sido chamado de Bacilo de Koch.

Até a primeira metade do século XX, os diversos ramos da medicina eram condicionados ao conhecimento derivado da microbiologia, porém, já na segunda metade do mesmo século ocorrem mudanças na concepção das doenças prevalentes. Novas descobertas mostraram que além de doenças infecciosas, também poderiam existir doenças crônicas e degenerativas, causadoras de morbidade e mortalidade, deixando claro que os agentes microbianos não eram capazes de explicar a etiologia de todas as doenças, assim como o prognóstico delas. Diante disso, princípios ambientais, sociais, culturais, psicológicos, genéticos, entre outros, foram incorporados na elaboração dos muitos conceitos básicos para Epidemiologia. Dessa forma, a epidemiologia começa, a partir da segunda metade do século XX, a se preocupar com as doenças crônicas não transmissíveis, tais como problemas cardíacos e câncer, sobretudo nos países industrializados.

A epidemiologia atual é uma disciplina relativamente nova e usa métodos quantitativos para estudar a ocorrência de doenças nas populações humanas e para definir estratégias de prevenção e controle.

Saiba mais

Existem diferenças entre os termos endemia, epidemia e pandemia.
- **Endemia:** é a ocorrência habitual de uma doença ou de um agente infeccioso, em determinada área geográfica; pode significar, também, a prevalência usual de determinada doença nessa área.
- **Epidemia:** é doença geralmente infecciosa, de caráter transitório, que ataca simultaneamente grande número de indivíduos em uma determinada localidade.
- **Pandemia:** é epidemia de grandes proporções, atingindo grande número de pessoas em uma grande área geográfica (um ou mais continentes).

Aplicação da epidemiologia na prática profissional

Depois de conhecer todo o conceito básico e o histórico do desenvolvimento da epidemiologia, podemos ver que ela é realmente uma ciência extremamente importante para a saúde coletiva. Assim, ela encontra-se envolvida com o estudo da distribuição da morbidade e mortalidade, com a determinação de inocuidade de vacinas e toxicidade de produtos, com o desenvolvimento da vigilância epidemiológica e com o uso de medicamentos pela população. Ela também verifica fatores ambientais e socioeconômicos que se correlacionam com as doenças transmissíveis e não transmissíveis, no sentido de facilitar a implementação de medidas profiláticas.

Atualmente, as principais aplicações da epidemiologia são:

- diagnóstico da situação de saúde em determinada localidade;
- planejamento e organização dos serviços de saúde;
- avaliação das tecnologias, programas ou serviços prestados na área da saúde;
- aprimoramento na descrição do quadro clínico das doenças;
- identificação de síndromes e classificação de doenças;
- investigação da causa das doenças;
- determinação de riscos;
- determinação das probabilidades de adoecer;
- determinação de prognósticos;
- análise crítica de trabalhos científicos.

Exemplo

Scourge of the Black Death
Sinopse: no século 14, a peste bubônica deixou um saldo de 25 milhões de mortos e fez tantas vítimas que os corpos tinham de ser queimados em piras. Os primeiros sintomas da doença popularmente conhecida como "peste negra" eram semelhantes aos de um simples resfriado. Na tentativa de fugir da peste, nobres vindos de Messina, Gênova, Marselha e Veneza lotavam navios que, em vão, tentavam desembarcar em Constantinopla. Muitos morreram em barcos à deriva. O programa reconstitui o início da praga, como ela se espalhou pelo mundo e o cotidiano das pessoas que a enfrentaram.

Ficha técnica:
- Produção: The History Channel.
- Gênero: documentário.
- Áudio: português.
- Ano de lançamento: 2005.

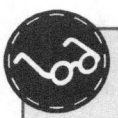 **Leituras recomendadas**

BONITA, R.; BEAGLEHOLE, R.; KJELLSTRÖM, T. *Epidemiologia básica*. São Paulo: Santos, 2010.

BRASIL. Ministério da Saúde. Secretaria de Vigilância em Saúde. *Curso básico em Vigilância Epidemiológica (CBVE)*. Brasília, DF: Ministério da Saúde, 2005. Disponível em: <http://bvsms.saude.gov.br/bvs/publicacoes/Curso_vigilancia_epidemio.pdf>. Acesso em: 09 nov. 2017.

PORTA, M. *A dictionary of epidemiology*. Nova York: Oxford, 2014.

TRUJILLO, A. M. Epidemiologia: história, tipos e métodos. *Revista Simbiótica*, Vitória, v. 3, n. 1, p.1-27, jan./ jun. 2016.

WORLD HEALTH ORGANIZATION. *Epidemiology*. 2017. Disponível em: <http://www.who.int/topics/epidemiology/en/>. Acesso em: 13 set. 2017.

Conceito de saúde

Objetivos de aprendizagem

Ao final deste texto, você deve apresentar os seguintes aprendizados:

- Conceituar a palavra "saúde".
- Identificar os determinantes sociais em saúde.
- Reconhecer os indicadores de saúde utilizados para a gestão de serviços de saúde.

Introdução

Neste capítulo, abordaremos o tema saúde. Tema de entendimento fácil, não? Então, responda: o que é saúde para você? Somente a ausência de doença ou estar se sentindo bem, completo, feliz e realizado? Talvez algo ainda mais amplo e objetivo que isso?

Veremos que o conceito de saúde, seus determinantes e indicadores são mais complexos e fascinantes do que podemos imaginar, além de serem temas extremamente importantes para nós, profissionais da saúde – no sentido mais completo que a palavra possa permitir.

O que é saúde?

A visão e o conceito de saúde, assim como a própria medicina, vem se modificando ao longo dos anos e, com certeza, ainda não chegou e talvez nunca chegará ao seu conceito final. A partir de agora, veremos o desenvolvimento desse conceito no decorrer da história da humanidade.

O conceito de saúde entendido como ausência de doença é amplamente utilizado e difundido não só pela população, mas também pelos profissionais da saúde, que assim, direcionam a maioria das pesquisas e desenvolvimento de tecnologias em saúde. Essa visão tem como base histórica o próprio desenvolvimento da epidemiologia.

Como já vimos, até o século XIX, não se conheciam as causas das doenças, sendo muitas vezes essas creditadas a maus odores, castigos dos deuses, magias e outras suposições. A responsabilidade da cura das doenças era, portanto, de religiosos, curandeiros, xamãs, feiticeiros, entre outros.

A partir do descobrimento de bactérias e outros seres microscópios, veio o advento da clínica moderna. O poder religioso deu lugar aos médicos na organização de sistemas de saúde. O hospital passou de um lugar de exclusão de doentes e miseráveis para um local de cura, onde os pacientes eram separados e classificados de acordo com seus sintomas, realizando-se registro sistemático e permanente de suas informações. Assim, o hospital também passa a ser um espaço de produção de conhecimento e de ensino. A medicina passa a buscar uma linguagem objetiva, capaz de descrever todos os achados da maneira menos abstrata possível. O sintoma passa a representar a linguagem primitiva do corpo. Aliados a isso, os estudos anatômicos, com dissecações de cadáveres, passam a buscar a doença dentro do corpo. Os instrumentos e técnicas passam a ser rotina na vida do doente, por meio da realização de exames laboratoriais. A doença então passa a ser abordada como tendo um agente etiológico (causador), uma patogenia (progressão), um diagnóstico e um tratamento.

É nesse contexto que a saúde passa a ser entendida como seu oposto lógico: a inexistência de doença, ou seja, a própria fisiologia do corpo. Essa profunda transformação na forma de conceber a doença irá assentar as bases da teoria do modelo biomédico, difundida até os dias de hoje na maioria da população.

Embora esse conceito possa ser compreendido por todos, ele tem tom negativo a respeito de saúde, já que o define como ausência de doença. Mas, será que saúde não seria mais que isso?

Com o pós-guerra e a herança de milhares de soldados com doenças não só físicas, mas mentais e sociais, a Liga das Nações criou a Organização das Nações Unidas (ONU) e a Organização Mundial da Saúde (OMS), sendo a última responsável, entre outras coisas, por dar novo conceito ao termo saúde.

O conceito da OMS, divulgado na carta de princípios de 7 de abril de 1948 (desde então o Dia Mundial da Saúde), implicando o reconhecimento do direito à saúde e da obrigação do Estado na promoção e proteção da saúde, diz que: "saúde é o estado do mais completo bem-estar físico, mental e social e não apenas a ausência de enfermidade". Assim, saúde deveria expressar o direito a uma vida plena, sem privações.

Nesse conceito, a saúde não está somente ligada à doença física do indivíduo, mas também relacionada à parte mental e social. Essas fazem referência ao bem-estar emocional e psicológico, no qual um ser humano pode utilizar suas capacidades cognitivas e emocionais para resolver as questões cotidianas da vida, interagindo favoravelmente com o meio ambiente e a sociedade em que vive.

Entretanto, esse conceito dado pela OMS não agradou a muitos pesquisadores da área de saúde pública, sendo considerado impraticável, utópico e subjetivo. Na visão deles, não há como mensurar bem-estar de um indivíduo ou, ainda, poderia ser encarado como uma "perfeição" de vida, o que não caracterizaria a vida de nenhum indivíduo, já que fracassos, erros e mal-estar são parte de nossa história e, desde o momento em que nosso mundo é um mundo de acidentes possíveis, a saúde não poderia ser pensada como carência de erros e sim como a capacidade de enfrentá-los. Segre e Ferraz (1997, p. 542) fazem até mesmo a seguinte sugestão quanto ao conceito de saúde: "[...] saúde é um estado de razoável harmonia entre o sujeito e a sua própria realidade".

Ainda, na busca pela melhor definição de saúde, a Organização das Nações Unidas, no ano 2000, reforça o conceito de saúde dado pela OMS, apontando quatro condições mínimas para que um Estado assegure o direito à saúde ao seu povo: disponibilidade financeira, acessibilidade, aceitabilidade e qualidade do serviço de saúde pública do país.

No Brasil, durante a histórica VIII Conferência Nacional de Saúde (VIII CNS), realizada em Brasília, no ano de 1986, o conceito de saúde também foi formulado, sendo reportado como "conceito ampliado" de saúde, fruto de intensa mobilização, que se estabeleceu em diversos países da América Latina durante as décadas de 1970 e 1980, como resposta aos regimes autoritários e à crise dos sistemas públicos de saúde. Observando em sentido amplo, a saúde depende de diversas condições, como alimentação, habitação, meio ambiente, educação, renda, emprego, lazer e acesso a serviços de saúde. Esse conceito resgata a força dos determinantes socioeconômicos na produção da saúde e da doença na população. Entretanto, sem desmerecer sua importância histórica, alguns críticos fazem ressalvas a este conceito por considerar somente o lado socioeconômico da saúde, sem mencionar a necessidade do conhecimento anatomopatológico, o que poderia acabar por resultar em inibição de ações efetivas por parte de profissionais da saúde, centradas no indivíduo, na doença no hospital e no médico.

Como podemos visualizar, um conceito final e aceito por todos ainda não foi escrito e provavelmente não o será, visto que a saúde abrange situações objetivas e subjetivas, sendo essas difíceis de serem mensuráveis, em que, muitas vezes, os sinais e sintomas são subdiagnosticados pelos conhecimentos e tecnologias até então disponíveis. Além disso, o conceito de saúde dependerá de concepções científicas, religiosas, filosóficas, ou seja, saúde não representa a mesma realidade para todas as pessoas. Dessa forma, embora o conceito de saúde da OMS não seja o ideal, ainda hoje é o mais utilizado para se defini-la. Ver Figura 1.

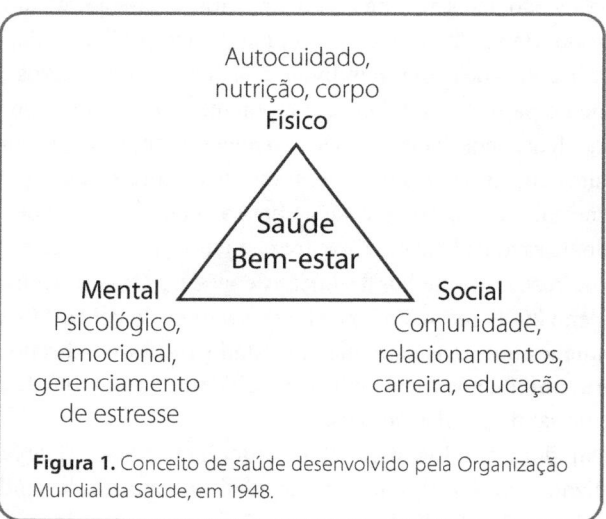

Figura 1. Conceito de saúde desenvolvido pela Organização Mundial da Saúde, em 1948.

Saiba mais

Um passo importante foi dado na área da saúde ao se promulgar a Constituição de 1988, que prevê a implantação do Sistema Único de Saúde (SUS), com os princípios de universalidade, integralidade e equidade, ou seja, acesso a todos os indivíduos, na cobertura total das ações de saúde e de acordo com suas necessidades.

Determinantes sociais de saúde

A saúde é silenciosa. Na maioria das vezes, somente a notamos quando adoecemos. Ouvir o próprio corpo é uma boa estratégia para assegurar a saúde com qualidade, pois não existe um limite preciso entre a saúde e a doença, mas talvez uma relação de reciprocidade entre elas, determinada por certos fatores que nos permitem viver, como alimento, água, moradia, trabalho, relacionamentos, clima, saneamento básico, avanços tecnológicos, entre outros. Essa relação de reciprocidade é marcada pela forma de vida de cada indivíduo com relação a esses fatores. Alguns fatores estão em excesso para uns e em falta para outros, o que determina, na maioria das vezes, o processo saúde-doença, que ocorre de maneira desigual entre os indivíduos, suas comunidades e a população.

Nesse sentido, com a criação no Brasil da Comissão Nacional sobre os Determinantes Sociais da Saúde (CNDSS), em 2006, os Determinantes Sociais da Saúde foram definidos como "os fatores sociais, econômicos, culturais, étnicos/raciais, psicológicos e comportamentais que influenciam a ocorrência de problemas de saúde e seus fatores de risco na população".

Para entendermos melhor, sabemos que alguns indivíduos da população são mais saudáveis que outros. Mas qual a explicação para isso? A resposta está nos determinantes sociais de saúde. Eles incluem as condições mais gerais (socioeconômicas, culturais e ambientais) de uma sociedade, e se relacionam com as condições de vida e trabalho de seus indivíduos, como habitação, saneamento, ambiente de trabalho, serviços de saúde e educação, incluindo também as redes sociais e comunitárias.

Assim, se deixarmos de lado as desigualdades de adoecimento de acordo com a faixa etária e as diferenças ocasionadas pelas doenças específicas de cada sexo e fizermos um cruzamento de informações de saúde com relação aos determinantes sociais, ficarão evidentes as desigualdades decorrentes das condições sociais em que as pessoas vivem e trabalham. Ao contrário de herança genética, sexo e idade, tais desigualdades são injustas e inaceitáveis, e por isso são chamadas de iniquidades. Exemplos disso são a maior probabilidade de uma criança morrer no Nordeste se comparada a região Sul, ou menos em uma mesma região se compararmos uma zona nobre com uma zona periférica. Conseguem visualizar que, nesse sentido não estamos falando de saúde pelas características do indivíduo, mas sim por aquilo que a determina? Nesses contextos, estamos falando de diferenças em termos de moradia, de estudo, de saneamento básico, de acesso à saúde, etc., que vão influenciar diretamente na saúde da população.

Agora, outro exemplo: sabe-se que a cólera é causada pelo *Vibrio cholerae*, mas o que determina o desenvolvimento da doença são os determinantes sociais que permitem a exposição a tal agente infeccioso, como acesso a água contaminada e falta de saneamento básico. Isso explica porque determinados grupos de indivíduos estão mais susceptíveis que outros a desenvolver cólera. Assim, as relações entre os determinantes sociais e aquilo que determinam são mais complexas que relações de causa e efeito.

O modelo de Dahlgren e Whitehead nos auxilia a entendermos melhor os determinantes sociais de saúde. Como podemos visualizar na Figura 2, esse modelo está disposto em várias camadas, que correspondem aos diferentes níveis de influência dos determinantes. A primeira camada apresenta as características individuais, como sexo, idade, genética, que exercem influência sobre nossas condições de saúde, individualmente. Na camada acima está o estilo de vida dos indivíduos. Obviamente, ele determina o estado de saúde das pessoas por ser uma "escolha própria", mas ele é, na maioria das vezes, determinado por fatores como informação, possibilidade de acesso à alimentação saudável e serviços de saúde adequados, propagandas, espaços de lazer, etc. A próxima camada destaca a influência das redes comunitárias e de apoio, ou seja, relações de solidariedade e confiança entre pessoas e grupos, unidos para serem os atores sociais e participantes ativos nas decisões da vida social. Vemos que a saúde do indivíduo passa a fazer parte da comunidade. No nível seguinte, estão representados os fatores relacionados a condições de vida e de trabalho, como disponibilidade de alimentos e acesso a serviços essenciais, como saúde e educação, o que mostra que as pessoas que vivem em desvantagem social correm risco diferenciado, criado por condições habitacionais mais humildes, exposição a condições mais perigosas ou estressantes de trabalho e maior dificuldade de acesso aos serviços. Finalmente, no último nível estão situadas as condições socioeconômicas, culturais e ambientais gerais, consideradas macrodeterminantes, já que dependem de políticas macroeconômicas e de mercado de trabalho, de proteção ambiental e de promoção de uma cultura de paz e solidariedade que visem a promover desenvolvimento sustentável, reduzindo desigualdades sociais e econômicas, violências, degradação ambiental e seus efeitos sobre a sociedade, ficando a carga de governantes e políticos, na maioria das vezes.

Como pudemos visualizar, a saúde vai muito além de acesso à prevenção, diagnóstico e tratamento de doenças. A análise dos determinantes sociais de saúde nos permite intervenções no sentido de ampliar políticas públicas que possam reduzir as iniquidades e avançar para políticas de saúde com mais equidade. Nessa conclusão, a partir dos anos 1990, diversos países reformularam seus objetivos relacionados à melhora da saúde. As metas de redução das taxas de morbidade e mortalidade passam a ser acompanhadas pela busca de criação de condições sociais que assegurem boa saúde para toda a população.

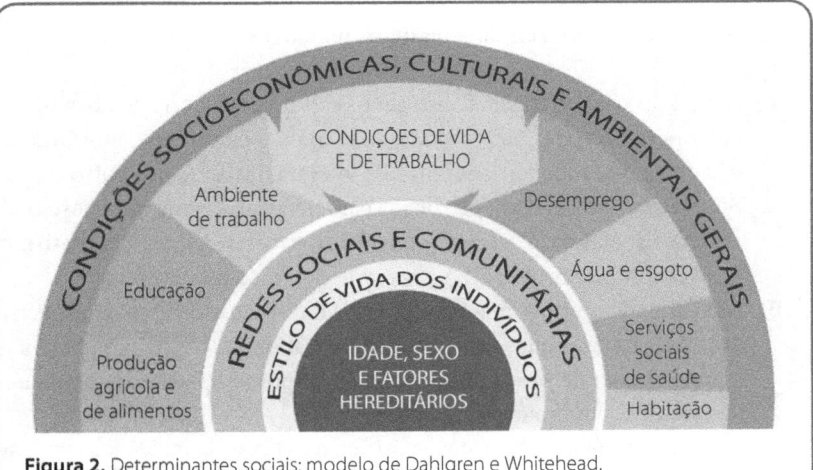

Figura 2. Determinantes sociais: modelo de Dahlgren e Whitehead.
Fonte: Mendes (2014).

Como podemos avaliar a saúde de uma população?

A avaliação permanente das condições sanitárias da população é condição essencial para que haja um contínuo melhoramento na qualidade de vida das pessoas, baseado em planejamento social. Mas, como podemos fazer essa avaliação? Para isso, precisamos buscar informações confiáveis, obtidos por meio do registro sistemático de dados como mortalidade, sobrevivência, morbidade, incapacidade, condições de vida e fatores ambientais, acesso a serviços, qualidade da atenção, entre muitos outros. Portanto, os indicadores de saúde foram criados para facilitar a quantificação e a avaliação das informações produzidas em saúde.

De modo geral, os indicadores contêm informações relevantes sobre a situação de saúde da população, bem como sobre o desempenho do sistema de saúde. Dessa forma, são ferramentas valiosas para a gestão e avaliação da situação de saúde e suas tendências. Por meio deles, podemos identificar as pessoas com maiores necessidades, estratificar o risco epidemiológico e identificar áreas críticas.

São classificados em seis subconjuntos temáticos:

1. Demográficos: abrangem dados gerais sobre a população, como números da população total, razão de sexos, taxa de fecundidade, mortalidade por idade, natalidade, esperança de vida ao nascer, entre outros.
2. Socioeconômicos: demonstram as características básicas de desenvolvimento social da população, tais como escolaridade, analfabetismo, produto interno bruto (PIB) *per capita*, taxa de desemprego, etc.
3. Mortalidade: permitem a tabulação de dados de mortalidade específicos. Alguns exemplos são: taxa de mortalidade infantil, mortalidade materna, taxa de mortalidade específica por neoplasias ou acidentes de trabalho, entre outros.
4. Morbidade e fatores de risco: identificam as taxas de incidência e prevalência de diversos estados de saúde, como excesso de peso, tabagismo, assim como de determinadas doenças, como hanseníase, diabetes, etc.
5. Recursos: permitem visualizar os recursos disponíveis em saúde, tanto materiais como humanos. Para exemplos temos o número de profissionais da saúde e de leitos hospitalares por habitante, gastos públicos com determinantes sociais, número de concluintes da graduação na área da saúde, etc.
6. Cobertura: são utilizados para identificar a situação de cobertura, tanto de determinantes sociais de saúde como também de serviços de saúde. Por exemplo, cobertura vacinal, de coleta de lixo e esgotamento sanitário, número de consultas médicas, número de exames diagnósticos realizados, cobertura de planos de saúde, etc.

Por fim, depois de todo conhecimento adquirido, gostaria que você, futuro profissional da saúde, tivesse em mente que saúde, seus determinantes sociais e indicadores formam um ciclo, em que um fator é dependente do outro. Os indicadores mostram a realidade de saúde e auxiliam no planejamento de estratégias para melhorar seus determinantes sociais que, consequentemente, impactam diretamente sobre a saúde da população, gerando novos indicadores e novas ações sobre os determinantes sociais, dando continuidade ao ciclo da saúde.

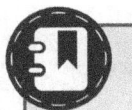

Exemplo

Dica de documentário: *Ilha das Flores*
Sinopse: este filme retrata a sociedade atual, tendo como enfoque seus problemas de ordem sociais, econômicas e culturais, na medida em que contrasta a força do apelo consumista, os desvios culturais retratados no desperdício, e o preço da liberdade do homem, enquanto um ser individual e responsável pela própria sobrevivência. Através da demonstração do consumo e desperdício diários de materiais (lixo), o autor aborda toda a questão da evolução social de indivíduo, em todos os sentidos. Torna evidente ainda todos os excessos decorrentes do poder exercido pelo dinheiro, numa sociedade onde a relação opressão e oprimido é alimentada pela falsa ideia de liberdade de uns, em contraposição à sobrevivência monitorada de outros.
Ficha técnica:
Direção: Jorge Furtado.
Roteiro: Jorge Furtado.
Produtor: Mônica Schmiedt, Giba Assis Brasil e Nôra Gulart
Ano: 1989.
Gênero: Documentário, curta-metragem.

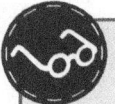

Referências

MENDES, V. Falta de cuidado com a saúde mental leva médicos à depressão, dependência química e ao suicídio. *Saúde Plena*, 2014. Disponível em: < http://sites.correioweb.com.br/app/50,114/2014/03/27/noticia_saudeplena,148058/falta-de-cuidado-com-a-saude-mental-leva-medicos-a-depressao-dependen.shtml>. Acesso em: 11 out. 2017.

SEGRE, M.; FERRAZ, F. C. O conceito de saúde. *Revista de Saúde Pública*, São Paulo, v. 31, n. 5, p. 538-542, out. 1997.

Leituras recomendadas

BUCK, C. et al. *El desafío de la epidemiologia*. Washington, DC: Organización Panamericana de la Salud, 1988.

BUSS, P. M.; PELLEGRINI FILHO, A. A saúde e seus determinantes sociais. *PHYSIS: Revista de Saúde Coletiva*, Rio de Janeiro, v. 17, n. 1, p. 77-93, 2007.

FUNDAÇÃO OSWALDO CRUZ. *O território e o processo saúde-doença*. [201-?]. Disponível em: <http://www.epsjv.fiocruz.br/pdtsp/index.php?livro_id=6&area_id=2&capitulo_id=14&autor_id=&arquivo=ver_conteudo_2>. Acesso em: 20 set. 2017.

REDE INTERAGENCIAL DE INFORMAÇÃO PARA A SAÚDE. *Indicadores básicos para a saúde no Brasil*: conceitos e aplicações. 2. ed. Brasília, DF: Organização Pan-Americana da Saúde, 2008.

SCLIAR, M. A história do conceito de saúde. *PHYSIS: Revista de Saúde Coletiva*, Rio de Janeiro, v. 17, n. 1, p. 29-41, 2007.

Corpo, saúde e doença

Objetivos de aprendizagem

Ao final deste texto, você deve apresentar os seguintes aprendizados:

- Diferenciar o corpo saudável do corpo doente.
- Analisar o conceito de doença e de saúde na visão antropológica.
- Reconhecer a motricidade humana sob a ótica do corpo pela sua perfeição, vitalidade e estado da doença.

Introdução

Você sabe diferenciar um corpo saudável de um corpo doente? Sabe o que influencia essa condição?

A partir da analogia em que o corpo é a "casa do indivíduo", tudo que está ao seu redor (p. ex., cultura, religião, ambiente) influencia de forma positiva ou negativa. O modo como o paciente vivencia o distúrbio determina se ele está doente ou saudável.

Neste capítulo, você vai estudar a identificação e a diferença entre o corpo saudável e o doente. As influências de um corpo que não se movimenta (sedentarismo) e o que utiliza de toda a capacidade motora para gerar saúde e bem-estar.

Conceitos gerais em saúde e doença

Se você perguntar para qualquer pessoa "o que é saúde?", a grande maioria definirá **saúde** como "a ausência de doença". Por outro lado, boa parte das pessoas resume o conceito de doença como "o mau funcionamento do corpo". Esse entendimento genérico de saúde e doença é o que chamamos de senso comum. Senso comum pode ser compreendido como a construção de conceitos a partir das experiências cotidianas do indivíduo. O sentido geral de uma ideia é formulado pelo senso captado. Contudo, mesmo não estando totalmente incorreto, esse modo de entendimento constitui uma visão incompleta do que de fato significam esses termos.

O contexto em que um indivíduo está inserido é de grande importância na formação de conceitos. O que você entende por saúde e doença, por exemplo, pode ser significativamente diferente da ideia de uma pessoa que mora na Índia. Assim, a compreensão de mundo a partir do senso comum é norteada pelas referências sociais que circundam um indivíduo.

Como profissional da área da saúde, é importante você ter conhecimento do que realmente significam termos relacionados à saúde. Para isso, entenda o que a palavra corpo significa. Partindo do Modelo Biomédico (Figura 1), o corpo humano é resultado do conjunto do funcionamento de vários sistemas, cada um composto por vários órgãos, em que cada órgão é composto por diferentes tecidos que, por fim, é composto por diferentes células.

O Modelo Biomédico é caracterizado por dividir o homem entre corpo e mente, e compreender o físico como uma máquina, que em seu funcionamento equivaleria a um relógio bem regulado. Essa modelagem entende que saúde corresponde ao funcionamento pleno do maquinário físico, enquanto a doença seria uma necessidade de reparo desse maquinário. A partir disso, para entender, de maneira eficaz, a metodologia de desmembramento sugere isolar e avaliar os fenômenos físicos.

Nestes termos, muitas vezes, a investigação, conduta médica e tratamento se resumem ao enfoque no sistema avaliado, mesmo tendo consciência de que todos os sistemas estão interligados e influenciam uns aos outros. Assim, é possível concluir que esse tipo de abordagem pode, em boa parte das vezes, não contemplar a solução real de um problema de saúde.

Dessa forma, mesmo sabendo que se trata de uma metodologia que impulsionou grandes descobertas, é notória a necessidade de uma visão mais global do ser humano, bem como de todos os processos que o envolvem.

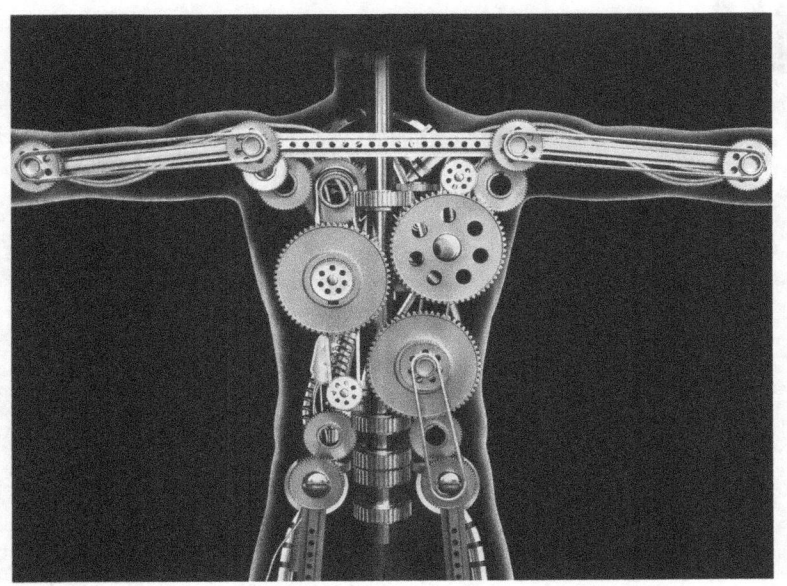

Figura 1. Analogia do Modelo Biomédico em que o corpo é comparado a uma máquina.
Fonte: Digital Storm/Shutterstock.com

Saúde e doença na era antropológica

Com o objetivo de entender os processos de saúde e doença de modo mais global, passou-se a adotar uma reflexão antropológica a respeito do assunto. Aos olhos da antropologia médica, o corpo expressa a situação de saúde. Ela entende que, além dos segmentos físico e mental, existem também os segmentos cultural e social e que todos se complementam de tal forma que um não existe sem o outro.

Assim, além da constituição biológica, o corpo também é caracterizado pelo contexto cultural e social, de modo que interage estabelecendo relações com o mundo. **Corporeidade** é o conceito que caracteriza essa interação, uma vez que representa a visão unitária de todos os segmentos que compõem o ser humano. Partindo desse conceito, os profissionais da saúde passam a entender que o adoecimento não se resume a um processo estritamente físico, mas também sociocultural.

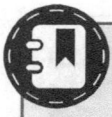
Exemplo

Um indivíduo que desenvolve fibromialgia (síndrome crônica caracterizada por fortes dores em regiões anatomicamente determinadas, podendo ainda apresentar manifestações, como fadiga, perturbações do sono), não necessariamente apresentará só sintomas físicos. A dor pode ser de tal intensidade a ponto de se tornar incapacitante e, com isso, dar início a um processo depressivo. Nesse caso, você pode perceber que há impacto não só na saúde física, como também na saúde mental. Esse impacto influencia o ambiente familiar, mudando a rotina das pessoas de convívio direto, gerando preocupação, maiores cuidados com o indivíduo, gastos e demanda de atenção. No âmbito profissional, o indivíduo pode ficar impossibilitado de trabalhar por tempo indeterminado. Como resultado de sua ausência, a empresa perde produtividade sobrecarregando os demais funcionários. Em termos econômicos, pessoas que deixam de trabalhar, ainda que temporariamente, têm seu poder aquisitivo diminuído, impactando na sua capacidade de consumo.

Como você viu, o adoecimento reflete na vida daquele que foi acometido, no seu círculo de convivência pessoal, ambiente profissional e na atividade econômica. Partindo desse raciocínio, se os efeitos do adoecer afetam vários setores da vida das pessoas, o termo saúde não pode se resumir à integridade física.

Hoje, a saúde é um conceito que compreende todos os setores da vida de uma pessoa. De acordo com a Organização Mundial da Saúde, a saúde representa "um estado de completo bem-estar físico, mental e social e não somente a ausência de doença ou invalidez". Nesse mesmo contexto, doença é o termo que representa desequilíbrio de um órgão, mente ou do organismo em seu todo, sendo manifestada por sinais e sintomas específicos.

Assim, a associação de conceitos antropológicos à área da saúde faz com que o foco deixe de ser exclusivamente a doença, passando a ser o indivíduo. Quando o paciente está no centro da prática médica, o contexto exerce influência decisiva no diagnóstico, tratamento e relação com os sistemas de saúde (Figura 2). Desse modo, paciente e profissional da saúde buscam entrar em acordo sobre a melhor abordagem para manejo e prevenção da doença.

Para que isso ocorra, é essencial que as equipes de saúde tenham competência cultural. Essa competência permite o estabelecimento de uma comunicação interpessoal eficaz, em que o profissional adquire uma postura sem preconceitos. A partir daí, é possível que, respeitadas as diferenças, haja consenso entre as partes sobre como a dinâmica do tratamento vai ocorrer. Como resultado, é possível observar maior adesão às orientações médicas, obtendo melhora a partir da relação bem-sucedida entre paciente e profissional da saúde.

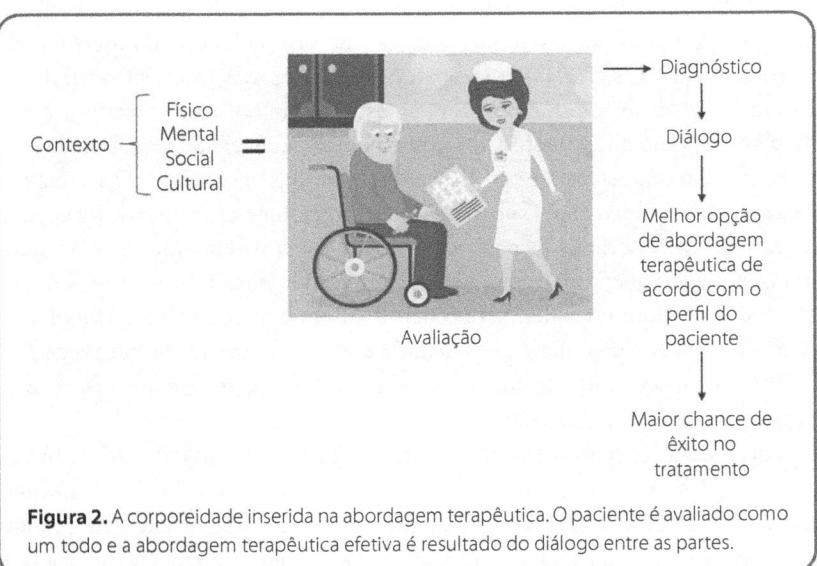

Figura 2. A corporeidade inserida na abordagem terapêutica. O paciente é avaliado como um todo e a abordagem terapêutica efetiva é resultado do diálogo entre as partes.

Corporeidade e motricidade na saúde

A expressão do ser humano em seu todo está intimamente atrelada aos movimentos de tal forma que a compreensão do movimento humano tem diferentes dimensões de impacto em nossas vidas. Mais do que a simples execução de uma ação física, a motricidade representa o conceito essencial da expressão corporal, não só orgânica como também psíquica. Quando falamos em motricidade, estamos falando sobre como o corpo interage com o mundo e estabelece relações de linguagem por meio do movimento.

O movimento é a resultante da vinculação entre os campos corporal, mental e concreto. Na sociedade atual, a ideia de motricidade remete à representação corporal por meio das intervenções humanas no ambiente, de modo que cada experiência corporal vivida tem aspecto polissêmico. Esses aspectos são aqueles alheios aos controles mecânicos e estáticos do movimento, de tal forma que abrange a porção humanizada dos movimentos. Ao compreender que o movimento sempre contém elementos, como postura, presença e intencionalidade, é possível perceber o homem como um todo. A linguagem é a resultante transformacional do dinamismo expressivo do ser por suas ações motoras. Ainda assim, existem distorções na visão objetiva da motricidade como elemento de saúde. Os atuais padrões estéticos, erroneamente associados à saúde pelo senso comum, resultam no estabelecimento de uma condição de narcisismo, visto que o padrão tido como belo e saudável não é sustentado pela cultura que o estabeleceu. Essas buscas por medidas, muitas vezes, extremas e surreais, deturpam o papel social do movimento como elemento de promoção da saúde. Os benefícios psicossociais que o desenvolvimento de atividades motoras saudáveis proporciona extrapolam as benesses físicas, uma vez que oferecem melhora considerável no desenvolvimento cognitivo e emocional. Além disso, sabemos que a motricidade é elemento chave da integração do indivíduo em seu contexto social, uma vez que ela permite expressão e interação com aqueles a sua volta.

Sabe-se que o desenvolvimento de doenças que interferem no desenvolvimento de atividades motoras tem peso considerável no estado mental dos pacientes. Indivíduos cerceados da liberdade de movimentos em decorrência de eventos patológicos apresentam maiores dificuldades de relação com a rotina, estabelecem relações de dependência com outras pessoas e acabam, muitas vezes, alterando não só seu estado mental, mas o modo como se expressam perante o mundo.

Como você pode perceber, a associação da visão antropológica na área da saúde auxilia os profissionais a enxergar o doente e não a doença. O indivíduo dentro de todo contexto físico e social, e não apenas como um sintoma a ser solucionado. Essa visão mais completa do ser humano permite que possamos não apenas manejar os desafios associados à condição de saúde de um indivíduo de maneira mais eficaz, como também proporciona um trabalho mais humanizado em todo processo saúde e doença.

Leituras recomendadas

BELLAGUARDA, M. L. dos R. et al. O corpo humano em uma aproximação à antropologia da saúde. *Revista Mal-Estar e Subjetividade*, Fortaleza, v. 11, n. 3, p. 1113-1129, set. 2011. Disponível em: <http://pepsic.bvsalud.org/scielo.php?script=sci_arttext&pid=S1518-61482011001300009>. Acesso em: 20 nov. 2017.

CHATTERJI, S. et al. *The conceptual basis for measuring and reporting on health. Global Programme on Evidence for Health Policy Discussion Paper*, US, n. 45, 2011. Disponível em: <www.who.int/healthinfo/paper45.pdf>. Acesso em: 20 nov. 2017. Global Programme on Evidence for Health Policy Discussion Paper, US, n. 45, 2011. Disponível em: <www.who.int/healthinfo/paper45.pdf>. Acesso em: 20 nov. 2017.

COMPARIN, K. A.; SCHNEIDER, J. F. *O corpo*: uma visão da antropologia e da fenomenologia. Revista Faz Ciência, Francisco Beltrão, v. 6, n. 1, p. 173-188, 2004. Disponível em: <www.e-revista.unioeste.br/index.php/fazciencia/article/download/7407/5471>. Acesso em: 20 nov. 2017.

COUTO, H. R. G. *A criança e as manifestações lúdicas de rua e suas relações com a educação física escolar*. 131 f. 2008. Dissertação (Mestrado em Educação Física) - Universidade Metodista de Piracicaba, Piracicaba, SP, 2008. Disponível em: <https://www.unimep.br/phpg/bibdig/pdfs/2006/UWRIFYTSWRJB.pdf>. Acesso em: 20 nov. 2017.

DALCASTAGNÉ, G.; BARRETO, S. de J.; ANGARTEN, V. G. A motricidade humana como referencial de saúde e qualidade de vida. *FIEP bulletin*, Foz do Iguaçu, v. 81, nesp., p. 1-6, 2011. Disponível em: <http://www.fiepbulletin.net/index.php/fiepbulletin/article/viewFile/214/377>. Acesso em: 20 nov. 2017.

GOMES, R. Antropologia do corpo e modernidade. *Cadernos de Saúde Pública*, Rio de Janeiro, v. 27, n. 11, p. 2277-2279, nov. 2011. Disponível em: <http://www.scielo.br/pdf/csp/v27n11/22.pdf>. Acesso em: 20 nov. 2017.

HELMAN, C. *Cultura, saúde e doença*. 5. ed. Porto Alegre: Artmed, 2009.

SANTIN, S. *Educação física*: uma abordagem filosófica da corporeidade. 2. ed. rev. Ijuí, RS: Ed. Unijuí, 2003. (Coleção Educação Física).

SANTOS, I. B. dos et al. *Corpo e movimento*: uma reflexão sobre as relações da motricidade com a aprendizagem no universo escolar. 2010. Disponível em: <http://www.efdeportes.com/efd146/relacoes-da-motricidade-com-a-aprendizagem-escolar.htm>. Acesso em: 20 nov. 2017.

SÉRGIO, M. Motricidade humana e saúde. *Revista da Educação Física/UEM*, Maringá, v. 12, n. 2, p. 129-138, 2. sem. 2001. Disponível em: <http://www.periodicos.uem.br/ojs/index.php/RevEducFis/article/view/3783>. Acesso em: 20 nov. 2017.

Riscos: princípios básicos

Objetivos de aprendizagem

Ao final deste texto, você deve apresentar os seguintes aprendizados:

- Definir o que é risco.
- Aplicar os tipos de risco em situações relacionadas ao processo saúde/doença.
- Identificar o conceito de fatores de risco e sua importância na prevenção de doenças.

Introdução

A evolução da humanidade anda de mãos dadas com o conceito de risco. Do homem das cavernas até você, o risco está presente na maior parte das atividades cotidianas, e sua avaliação determina se a tomada de determinada atitude é ou não válida.

Neste capítulo, você vai compreender o conceito geral de risco e sua aplicabilidade dentro dos processos de saúde/doença. Vamos passar pelos diferentes tipos de risco e, por último, você vai reconhecer os fatores de risco e sua importância na área da saúde.

Entendendo a importância do risco

A noção de risco faz parte da vida do homem desde seu surgimento na terra até a atualidade. Na pré-história, o homem corria riscos de natureza física (como ser perseguido por animais) com o objetivo de obter alimentação e abrigo e, assim, sobreviver. Ao longo da história da humanidade, o conceito de risco deixou de referir estritamente ao possível prejuízo físico, podendo também tornar-se econômico. Atualmente, o mercado financeiro, por exemplo, avalia riscos econômicos de investimentos em relação à possibilidade de ganhos que pode obter.

Considerando as diferentes naturezas associadas ao conceito de risco, é possível concluir que existirão algumas diferenças neste conceito dependendo da área de conhecimento em que ele está inserido. De modo geral, risco pode ser entendido como um evento ou ação futura que, caso ocorra, poderá gerar efeitos positivos ou negativos.

Quando aplicado às ciências da saúde, este termo é estudado principalmente no campo da epidemiologia. Este capítulo usa métodos quantitativos para estudar a ocorrência de doenças nas populações com o objetivo de definir estratégias de prevenção e controle (BONITA; BEAGLEHOLE; KJELLSTROM, 2010).

Em um contexto epidemiológico, risco é entendido como a probabilidade futura da ocorrência de um efeito adverso em determinada população exposta a circunstâncias específicas em determinado intervalo de tempo.

Fique atento

Probabilidade é a possibilidade maior ou menor, expressa em números, que alguém exposto a determinada situação ou agente tem de que ocorra um desfecho com maior frequência.

De acordo com Almeida Filho (1989), a epidemiologia moderna está intimamente relacionada ao conceito de risco, uma vez que sua incorporação permite que seja possível mensurar não apenas doenças de origem infectocontagiosas, mas também doenças crônicas não transmissíveis. De acordo com o Ministério da Saúde, doenças crônicas não transmissíveis são aquelas que "apresentam início gradual, com duração longa ou incerta, que, em geral, apresentam múltiplas causas e cujo tratamento envolva mudanças de estilo de vida, em um processo de cuidado contínuo que, usualmente, não leva à cura." Dessa forma, a avaliação de riscos permitiu que se estabelecesse relação entre fatores comuns a determinados grupos e o aparecimento da doença.

Riscos: princípios básicos

> **Saiba mais**
>
> Atualmente, doenças crônicas não transmissíveis representam mais da metade das causas de morte no mundo. Países de baixa e média renda constituem o grupo com maior número de óbitos causados por esse grupo de doenças. No Brasil, esse grupo de doenças representa a principal parcela das causas de morte. Entre as doenças que lideram as causas de morte no país, podemos destacar o diabetes, câncer e problemas cardiorrespiratórios (MALTA et al., 2014).

Contudo, para que seja possível identificar o que é ou não uma característica significativamente relacionada a um determinado processo de adoecimento, uma avaliação matemática se faz necessária. Neste caso, são utilizados cálculos que possam mensurar a associação entre a existência de um fator e uma doença. A seguir, você conhecerá as diferenças entre risco relativo, risco absoluto e risco atribuível.

Tipos de risco e suas aplicações

Uma vez compreendida a importância do estudo do risco aplicado na área da saúde, você identificará os tipos de riscos e como mensurá-los matematicamente. É importante ressaltar que eles devem ser entendidos como uma estimativa, ou seja: os valores que você encontra não necessariamente reproduzirão 100% dos valores absolutos. Por isso, estudos sobre este tema são expressos e comparados de diferentes modos: Risco Absoluto, Risco Relativo e risco atribuível. A opção do tipo de risco utilizado ocorrerá de acordo com o objetivo do cálculo.

> **Saiba mais**
>
> **Medidas de associação** são cálculos que estimam a probabilidade de um grupo exposto a determinado fator de desenvolver uma doença quando comparado a outro grupo que não sofreu tal exposição.
> O risco relativo, o risco absoluto e o risco atribuível são considerados medidas de associação.

Risco relativo

O risco relativo indica a intensidade com que determinada exposição estaria relacionada ao estabelecimento da doença em estudo. Ou seja, calculando o risco relativo, você vai estimar quantas vezes é mais provável que as pessoas expostas adoeçam quando comparadas ao grupo que não sofreu esta exposição.

Podemos expressar o risco relativo a partir da seguinte fórmula:

$$\text{Risco relativo} = \frac{\text{risco exposto}}{\text{risco não exposto}}$$

Os resultados destes cálculos podem ser interpretados de três formas:

- **Risco relativo MENOR que 1:** indivíduos expostos têm menor risco de ficar doente quando comparado aos não expostos. Este resultado sugere possível fator de proteção em relação à doença em questão.
- **Risco relativo IGUAL a 1:** indica que tanto a população exposta quanto a não exposta tem o mesmo risco de ficar doente. Este resultado sugere que a exposição não apresenta associação com a doença estudada.
- **Risco relativo MAIOR que 1:** indica associação entre a exposição e o estabelecimento da doença. Neste caso, os indivíduos expostos apresentam maior risco que os não expostos.

Exemplo

Você quer calcular o risco relativo da ocorrência de doenças cardiovasculares em indivíduos que praticam atividade física moderada e indivíduos sedentários. O cálculo seria o seguinte:
Praticantes de atividade física: 2500
Sedentários: 4100

$$RR = \frac{\text{indivíduos praticantes de atividade física}}{\text{indivíduos sedentários}}$$

$$RR = \frac{2500}{4100} = 0{,}60$$

Indivíduos que praticam atividade física regularmente têm menor risco de apresentar doença cardiovascular, quando comparado a indivíduos que não praticam atividade física.

Risco absoluto

O risco absoluto corresponde à incidência de uma doença. Incidência é o termo que refere ao número de novos casos de uma doença em uma população, dentro de um intervalo de tempo determinado.

Dessa forma, utilizamos o coeficiente de incidência para obter o risco absoluto, conforme a fórmula a seguir:

$$\text{Coeficiente de incidência} = \frac{\text{n° de novos casos da doença estudada na mesma região e período} \times 10^n}{\text{n° total de habitantes na mesma região e período}}$$

> **Fique atento**
>
> O número 10^n que aparece na fórmula é uma unidade de referência. Ela corresponde ao número de habitantes e é um número arbitrário.

Risco atribuível

O risco atribuível indica a probabilidade adicional de desenvolver uma doença por estar exposto a um fator. A partir deste resultado, é possível entender quão menor seria a possibilidade de adoecer caso não houvesse exposição ao fator analisado.

Podemos expressar o risco atribuível a partir da seguinte fórmula:

Risco atribuível = incidência de expostos − incidência de não expostos

> **Exemplo**
>
> Um exemplo tradicional que expressa bem a utilização deste tipo de risco é a avaliação da taxa de mortalidade por câncer de pulmão em tabagistas quando comparada a taxa de mortalidade por câncer de pulmão em não tabagistas. Neste caso, o cálculo seria o seguinte:
>
> Mortalidade pacientes tabagistas: 38%
> Mortalidade pacientes não tabagistas: 9%
>
> Risco atribuível = incidência de expostos – incidência de não expostos
> Risco atribuível = 38 – 9 = 29
>
> Risco atribuível = 29% indivíduos tabagistas têm risco 29% maior de morrer por câncer pulmonar em relação a não tabagistas. O risco atribuível de mortalidade por câncer pulmonar ao tabagismo seria de 29%.

Fatores de risco e sua importância na prevenção de doenças

O termo fator de risco é usado para designar as características ou circunstâncias relacionadas com o aumento da probabilidade de estabelecimento de um agravo (LUIZ; COHN, 2006).

> **Fique atento**
>
> Fator de risco é diferente de marcador de risco. Isso porque fator de risco é sempre algo evitável, como tabagismo e má alimentação. Já um marcador de risco compreende todas as características que um indivíduo não pode controlar. A idade, o gênero e o grupo étnico são exemplos de marcadores de risco.

Diversos são os motivos que tornam o entendimento dos fatores de risco tão relevantes para a epidemiologia. Entre eles, podemos destacar:

- Quando a avaliação de risco de um fator apresentar ou não relação de associação com a ocorrência de doenças, mais elementos se têm para entender o processo de adoecimento.
- A identificação de diferentes fatores de risco associados a uma patologia e a interação entre eles possibilitam o desenvolvimento de estratégias terapêuticas mais eficazes.
- A formulação de ações de promoção e proteção da saúde com o objetivo de instruir a população e reduzir o estabelecimento da patogênese.
- Melhora no processo diagnóstico por representar um recurso preditivo positivo de doença.
- A melhor gestão de recursos públicos para programas que podem reduzir não apenas a incidência como também o gastos em serviços de saúde.

Saiba mais

Você sabia que fatores de risco comportamentais são uma parcela significativa das causas de várias doenças crônicas? Sedentarismo, má alimentação, obesidade, alcoolismo e uso de tabaco estão entre os principais fatores de risco associados a doenças como diabetes e problemas do sistema cardiorrespiratório. A Organização Mundial da Saúde estima que a correção desses maus hábitos reduziria em aproximadamente 80% das doenças do aparelho cardiorrespiratório, evitaria o diabetes tipo 2 e reduziria em mais de 40% o número de novos casos de câncer.

Referências

ALMEIDA-FILHO, N. *Epidemiologia sem números*: uma introdução crítica à ciência epidemiológica. Rio de Janeiro: Campus, 1989.

BONITA, R.; BEAGLEHOLE, R.; KJELLSTRÖM, T. *Epidemiologia básica*. 2. ed. São Paulo: Santos, 2010.

LUIZ, O. C.; COHN, A. Sociedade de risco e risco epidemiológico. *Cadernos de Saúde Pública*, Rio de Janeiro, v. 22, n. 11, p. 2339-2348, nov. 2006. Disponível em: <http://www.scielo.br/pdf/csp/v22n11/08.pdf>. Acesso em: 01 nov. 2017.

MALTA, D. C. et al. Mortalidade por doenças crônicas não transmissíveis no Brasil e suas regiões, 2000 a 2011. *Epidemiologia e Serviços de Saúde*, Brasília, v. 23, n. 4, p. 599-608, out/dez. 2014. Disponível em: <http://www.scielo.br/pdf/ress/v23n4/2237-9622-ress-23-04-00599.pdf>. Acesso em: 01 nov. 2017.

Fatores de risco

Objetivos de aprendizagem

Ao final deste texto, você deve apresentar os seguintes aprendizados:

- Definir o que é risco.
- Explicar o que é fator de risco.
- Identificar origens dos fatores de risco.

Introdução

O risco geralmente se refere à probabilidade de insucesso de determinado empreendimento em função de acontecimento eventual não desejado, que não depende, de maneira exclusiva, da vontade dos interessados. Já as características associadas com maior risco de ficar doente são chamadas de fatores de risco.

Todos os esforços e as pesquisas sobre os fatores de risco auxiliam no entendimento e levam à compreensão de que alguns fatores aumentam o risco de desenvolvimento para doenças. Esse fato auxilia na diminuição de agravos, morbidades e mortalidade da população em estudo. Neste capítulo, você vai estudar o que é risco, seus fatores e origens.

O conceito de risco

Risco, mesmo antes de receber este nome e possuir definição específica, acompanha as civilizações há tempos. Na pré-história, os homens corriam muitos riscos para sobreviver. Ao longo da evolução, esses riscos foram mudando. O risco que inicialmente seriam as intempéries e predadores foram substituídos pelo risco das guerras, pragas até chegar ao entendimento contemporâneo de risco.

É importante ressaltar que, apesar da definição genérica de risco, que você pode encontrar nos dicionários, se trata de um conceito mais amplo. Quando falamos em amplitude aplicada a esse termo, nos referimos às informações adicionais que o conceito agrega, de acordo com o campo de estudo ao qual está relacionado. Neste capítulo, quando você encontrar a palavra risco, ela estará intimamente associada ao seu conceito no contexto epidemiológico.

Em epidemiologia, risco é um conceito que marca o início da epidemiologia moderna, visto que abriu horizontes para o entendimento de um grupo de doenças cujo conhecimento a respeito até então se tornava restrito, em razão da falta de um modelo epidemiológico que pudesse desvendar suas causas: as doenças crônicas não transmissíveis. É importante compreender, contudo, que isso não significa que o risco seja um conceito com aplicabilidade restrita a doenças crônico transmissíveis. Porém, foi o conceito de risco que permitiu que estudos fossem desenvolvidos no intuito de compreender a evolução desse grupo de doenças, uma vez que os modelos que já existiam abrangiam de modo coerente apenas as doenças transmissíveis.

Saiba mais

De acordo com o Ministério da Saúde, as doenças crônicas não transmissíveis são aquelas que "apresentam início gradual, com duração longa ou incerta, que, em geral, apresentam múltiplas causas e cujo tratamento envolva mudanças de estilo de vida, em um processo de cuidado contínuo que, usualmente, não leva à cura".

De modo geral, o risco é a probabilidade da ocorrência de determinado evento, que pode apresentar tanto desfechos negativos (ameaça) quanto desfechos positivos (oportunidade). Quando aplicados às ciências da saúde, mais especificamente para epidemiologia, risco é entendido como a probabilidade futura da ocorrência de efeito adverso em determinada população, exposta a circunstâncias específicas em determinado intervalo de tempo.

Fique atento

É comum que o termo "risco" seja confundido com "perigo". Apesar de serem termos que estão relacionados, apresentam significados diferentes. Quando se utiliza a palavra **perigo**, se faz referência a uma situação ou fonte com potencial de gerar prejuízos, como enfermidades, avaria ao meio ambiente, local de trabalho, propriedade ou todos eles simultaneamente. **Risco**, por sua vez, está relacionado ao perigo, pois se trata da probabilidade da ocorrência de prejuízo, quando exposto a determinado evento perigoso.

O risco é uma variável que pode ser mensurada matematicamente. É importante entender que quando o risco é calculado, ele representa uma estimativa, ou seja, valores resultantes não necessariamente expressam 100% dos valores reais. Portanto, saiba que há pelo menos três diferentes modos de fazê-los, são eles: Risco Relativo, Risco Absoluto e Risco atribuível.

> **Saiba mais**
>
> ■ **Risco relativo:** indica a intensidade com que determinada exposição estaria relacionada ao estabelecimento da doença em estudo. Ao utilizar esse cálculo, você vai estimar quantas vezes é mais provável que as pessoas expostas adoeçam quando comparadas ao grupo que não sofreu essa exposição.
> ■ **Risco absoluto:** aponta a incidência de doença, ou seja, indica o número de novos casos de uma doença em uma população, dentro de um intervalo de tempo determinado.
> ■ **Risco atribuível:** indica a probabilidade adicional de um indivíduo desenvolver uma doença por estar exposto a determinado fator. Permite entender quão menor seria a possibilidade de adoecer, caso não houvesse exposição ao fator analisado.

Fator de risco e sua relevância

O risco relativo aponta se determinado objeto de estudo melhora, piora ou não interfere na condição de saúde da população estudada. Considerando que o risco relativo determina o tipo de influência que algo exerce sob a saúde dos indivíduos, é sensato concluir que, é a partir da avaliação do risco relativo que é possível determinar se o fator estudado confere proteção ou risco.

Fatores de proteção são atributos que conferem menor risco de estabelecer uma ou mais doenças nos indivíduos que o possuem. Em termos matemáticos, o risco relativo aponta que o atributo estudado pode ser considerado fator de proteção quando apresentar resultado inferior a 1. Por exemplo, sabe-se que as atividades físicas de intensidade moderada, realizadas regularmente, representam excelente fator de proteção de doenças cardiovasculares e diabetes.

> **Exemplo**
>
> Agora, aprenda como calcular o risco relativo da ocorrência de doenças cardiovasculares em indivíduos que praticam atividade física moderada e indivíduos sedentários:
> Praticantes de atividade física: 2.500
> Sedentários: 4.100
>
> $$RR = \frac{\text{Indivíduos praticantes de atividade física}}{\text{Indivíduos sedentários}}$$
>
> $$RR = \frac{2500}{4100} = 0{,}60$$
>
> Indivíduos que praticam atividade física regularmente têm menor risco de apresentar doença cardiovascular, quando comparados a indivíduos que não praticam atividade física.

Por outro lado, quando o cálculo do risco relativo de qualquer atributo apresentar resultado superior a um, considera-se que o atributo é um fator de risco. Fator de risco é o termo utilizado para designar toda e qualquer característica que aumenta a probabilidade do desenvolvimento de uma doença ou agravo. Ou seja, quando o risco relativo do objeto de estudo analisado apresenta valor maior que 1, estamos dizendo que ele oferece risco à saúde da população. É importante frisar que, **fatores de risco são sempre atributos evitáveis**. Exemplos comuns de fatores de risco que ilustram esse conceito são: sedentarismo, má alimentação e consumo abusivo de bebidas alcoólicas.

É possível que você esteja se perguntando: mas se os fatores de risco são somente características evitáveis, como classificamos atributos como gênero, idade e grupo étnico? Quando consideramos atributos inerentes aos indivíduos, como os citados na pergunta, estamos falando de características sobre as quais não podemos interferir, mas que também podem oferecem riscos no desenvolvimento de doenças. Essas características intrínsecas recebem o nome de marcadores de risco. Além disso, fatores de risco podem ou não serem a causa de determinada doença. Ou seja, pessoas que têm por hábito má alimentação não vão, obrigatoriamente, desenvolver diabetes ou doenças cardiovasculares.

Classificação e origens dos fatores de risco

Além da compreensão do que é um fator de risco, é necessário entender as classificações que compõem esse termo. Agora, você entenderá também as origens e classificações de fatores de risco.

Quando classificados de acordo com a origem, é possível dividir os fatores de risco em dois grupos:

- **Endógenos:** termo que indica que fator de risco é oriundo do organismo considerado sob risco. Dois tipos de fatores endógenos podem ser destacados; fatores genéticos (compreende alterações genéticas bem-definidas, que resultam na manifestação de uma doença) ou pré-disposição familiar.
- **Exógenos:** termo que indica que fator de risco é externo ao organismo sob risco. Esses fatores podem ser subdivididos em diferentes tipos: biológicos, físicos, químicos e psicossociais.

Veja o exemplo de cada tipo de fator exógeno:

- **Fatores de risco exógenos biológicos:** insetos e microrganismos que, em contato com o ser humano, podem gerar inúmeras doenças.
- **Fatores de risco exógenos físico-químicos:** agentes químicos tóxicos (incluindo álcool e tabaco) e radiações com potencial deletério para saúde.
- **Fatores de risco exógenos psicossociais:** carga de trabalho excessiva, relações de trabalho abusivas e metas de produtividade desproporcionais.

Referência

BRASIL. *Portaria nº 483, de 1º de abril de 2014*. Redefine a Rede de Atenção à Saúde das Pessoas com Doenças Crônicas no âmbito do Sistema Único de Saúde (SUS) e estabelece diretrizes para a organização das suas linhas de cuidado. Brasília, DF, 2014. Disponível em: <http://bvsms.saude.gov.br/bvs/saudelegis/gm/2014/prt0483_01_04_2014.html>. Acesso em: 19 dez. 2017.

Leituras recomendadas

FLETCHER, R. H.; FLETCHER, S. W.; FLETCHER, G. T. *Epidemiologia clínica*: elementos essenciais. 5. ed. Porto Alegre: Artmed, 2014.

GUIMARÃES, A. C. Prevenção das doenças cardiovasculares no século 21. *Hipertensão*, São Paulo, v. 5, n. 3, p. 103-106, 2002. Disponível em: <http://www.sbh.org.br/revistas/2002_N3_V5/revista3.7Hipertensao2002.pdf>. Acesso em: 19 dez. 2017.

PEREIRA, S. D. *Conceitos e definições da saúde e epidemiologia usados na Vigilância Sanitária*. São Paulo, 2007. Disponível em: <http://www.cvs.saude.sp.gov.br/pdf/epid_visa.pdf>. Acesso em: 19 dez. 2017.

Estudo de coorte

Objetivos de aprendizagem

Ao final deste texto, você deve apresentar os seguintes aprendizados:

- Definir o que é um estudo observacional de coorte.
- Identificar as principais vantagens e desvantagens do estudo de coorte.
- Diferenciar o estudo de coorte dos demais estudos observacionais.

Introdução

Neste capítulo, você vai estudar um tipo de estudo observacional, longitudinal e prospectivo, o **estudo de coorte**. Desde já, entenda que ele é obtido a partir de um grupo definido de pessoas **(coorte)**, acompanhadas durante certo período de tempo. Seus desfechos são comparados a partir da exposição, ou não, a uma intervenção ou a outro fator de interesse. É o delineamento **(desenho)** de estudo mais adequado para a descrição de incidência e história natural de uma condição.

Estudos de coorte

O conhecimento sobre os fatores de risco de diversas doenças é bastante estudado e difundido. Você provavelmente já escutou, ou leu, inúmeras vezes: o sedentarismo é um fator de risco para doenças cardiovasculares e diabetes; ou sobre o tabagismo ser um fator de risco para doenças cardiopulmonares. O que não é divulgado é o modo em que se pode identificar quais são os atributos que aumentam o risco de desenvolver doenças. Então, agora você sabe que esse conhecimento depende de estudos observacionais.

O que são estudos observacionais? De modo genérico, são estudos que observam grupos com e sem o atributo estudado, sem realizar intervenção ativa na interação analisada.

Eles possibilitam o entendimento de efeitos colaterais e contraindicações de tratamentos e medicamentos.

Como se trata de um estudo que acompanha a evolução dos grupos, nele já existe o prévio conhecimento de quais pessoas têm ou não os atributos estudados.

Entenda: a distribuição dos indivíduos entre os grupos é determinada pela presença ou ausência dos atributos nas relações estudadas (Figura 1). Então, quando existe interesse em estudar risco, o estudo mais apropriado é observacional, classificado como estudo de caso-controle ou coorte.

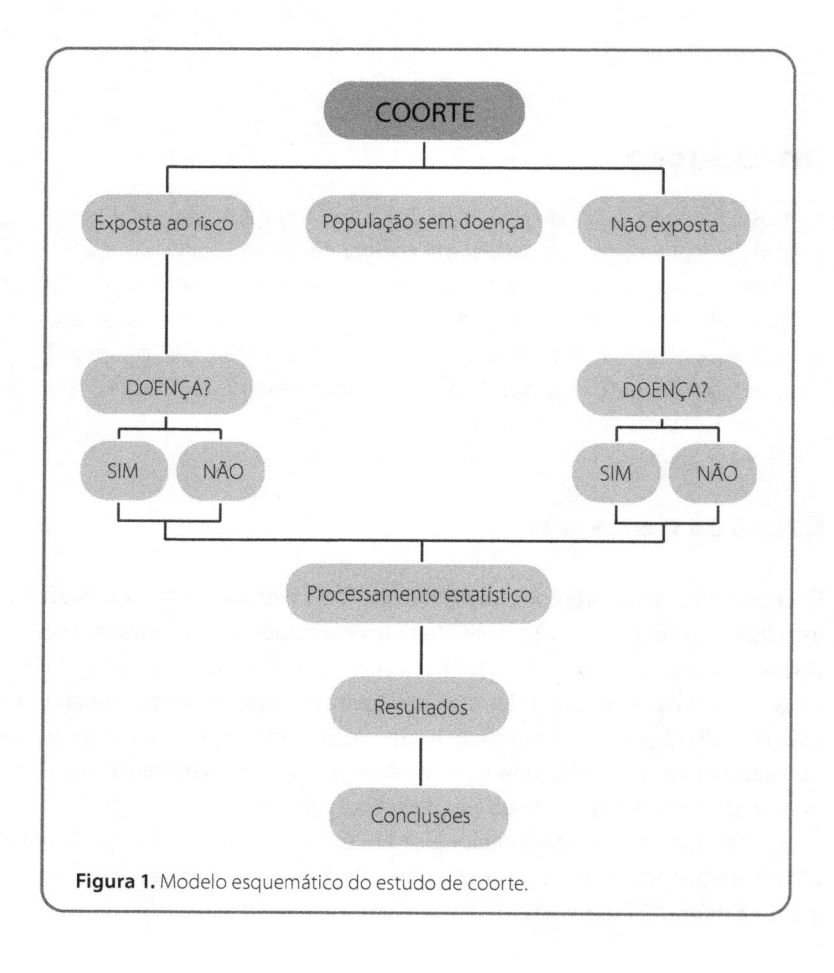

Figura 1. Modelo esquemático do estudo de coorte.

Estudos de coorte são estudos observacionais e longitudinais (em que os indivíduos são observados, no mínimo duas vezes ao longo do tempo da coorte), que consistem em analisar os grupos de indivíduos com a mesma condição ou atributo, por determinado período de tempo, com tentativas para entender os desfechos associados entre eles.

Para isso, são necessários esses três itens:

- Quando você selecionar os indivíduos para o estudo, eles não podem apresentar o resultado que está sendo estudado.
    - **Exemplo:** se o objetivo de um estudo é avaliar se determinado medicamento causa dano renal por seu uso crônico, os indivíduos selecionados não podem apresentar histórico de doença renal.
- O tempo de acompanhamento do estudo deve ser compatível com o tempo necessário para que o fator de risco seja declarado.
    - **Exemplo:** se o objetivo de um estudo é avaliar se a exposição à radiação é fator de risco para desenvolvimento de determinado tumor, o tempo de observação não pode ser de apenas um ano, visto que se sabe que o efeito cumulativo das radiações demora anos para expressar seus efeitos.
- O acompanhamento de todos os integrantes do estudo deve ser contínuo.
    - **Exemplo:** Se o objetivo de um estudo é acompanhar por três anos se determinado atributo expressará uma doença, todos os integrantes que deixam o estudo, seja pelo desfecho estudado (p. ex.: morte) ou qualquer outro motivo, são dados que não podem ser negligenciados, devendo ser contabilizados de maneira que não prejudique a importância dos resultados apresentados.

Vantagens e desvantagens do estudo de coorte

Primeiramente, você deve saber que os estudos de coorte se dividem em dois tipos: **prospectivos** e **retrospectivos**.

- **Prospectivos:** início no tempo presente, concluído no tempo futuro (avaliação se inicia no ingresso do estudo).
- **Retrospectivos:** resgatam as informações passadas dos pacientes (p. ex., a partir da avaliação de prontuários), para tentar entender qual atributo em comum conduziu tal desfecho (p. ex., doença) em determinado grupo.

Agora, você conhecerá os prós e os contras dos estudos de coorte.

Vantagens

1. **É o principal método para estabelecer a relação entre provável fator de risco e o desfecho de interesse.**
   - Permite relacionar um atributo (exposição ao fator), ao desenvolvimento de uma doença (efeito), dentro de determinado intervalo de tempo.
   - Essas vantagens estão associadas à modalidade de estudos de coorte **prospectivos**, pois pretendem avaliar os futuros desfechos associados à determinada característica.
2. **Permite compreender a história natural da doença (objeto de estudo), bem como sua incidência.**
   - Se você tem o objetivo de entender a evolução da doença e conhecer melhor seu desenvolvimento, saiba que os estudos de coorte são vantajosos.
   - Você conseguirá acompanhar os pacientes (com determinada doença) desde momento do diagnóstico até os diferentes estágios da doença, dentro do período do estudo.
   - Você poderá definir qual a média de avanço ou remissão da doença e quais fatores estariam associados aos diferentes desfechos.
3. **Não existem fatores éticos associados à exposição dos integrantes aos atributos estudados.**
   - Saiba que nos estudos experimentais existe exposição a fatores de risco.
   - O trabalho é criteriosamente avaliado do ponto de vista ético, para evitar qualquer prejuízo aos participantes.
   - Não existe exigências do ponto de vista ético, pois não há interferência ativa na situação do paciente, apenas há acompanhamento de sua evolução ao longo do tempo.
4. **A definição dos grupos de estudo é mais prática.**
   - Os grupos de pacientes são definidos com e sem o atributo do objeto de estudo, ao contrário de estudos caso-controle, em que existem maior número de critérios para um indivíduo fazer parte do grupo.
   - O estudo de coorte permite que o número adequado de pacientes para obtenção de resultados significativos seja atingido com maior agilidade.

Desvantagens

1. **Período extenso de estudo e necessidade de grande investimento.**
   - Anos de acompanhamento dos grupos para obtenção de resultados representativos.
   - Exige alto investimento para sua manutenção.
   - A alta demanda financeira pode dificultar a continuidade dos estudos, pois podem ocorrer alterações no fluxograma de atividades administrativas e dificuldades para obter financiamentos das agências de fomento científico.
2. **Necessidade de acompanhamento periódico.**
   - Por exigir avaliação e acompanhamento periódico da situação de saúde de todos os integrantes do estudo, isso poderá interferir no comportamento dos pacientes com e sem os atributos avaliados e também conduzir a desistência da participação do estudo.
3. **Podem ser ineficientes, dependendo do desfecho estudado.**
   - Para doenças raras, são considerados ineficazes porque para existir resultados relevantes é necessário grande número de participantes, o que é inviável no caso de doenças raras.
4. **A variação no número de participantes ao longo do estudo.**
   - Para comprovar um estudo, é essencial que o número inicial de participantes definido seja mantido.
   - É comum que existam perdas no número de pacientes ao longo do estudo, seja porque o desfecho estudado é a morte ou porque a duração do estudo é muito extensa.

Estudos de coorte e os demais estudos observacionais

Saiba que existem outros estudos que também são considerados observacionais. São eles: estudos transversais, caso-controle e ecológico.

Veja o Quadro 1, que compara as principais diferenças entre cada estudo em relação ao estudo de coorte.

Quadro 1. Diferenças entre os estudos observacionais.

Coorte	Transversal (*Cross section*)
Estudo de período prolongado. A relação exposição e desfecho pode ser acompanhada por anos.	Estudo pontual. A relação exposição e desfecho é avaliada no tempo presente.
Os dados são coletados, no mínimo, duas vezes ao longo do estudo.	A captura de dados é realizada uma única vez.
Custo alto, considerando o período prolongado de acompanhamento.	Custo relativamente menor, considerando o curto período de duração.
Nível de complexidade menor, visto que avalia a relação exposição e desfecho.	Alto nível de complexidade, visto que a quantidade de critérios para os grupos é bem maior em comparação a estudos de coorte.
Maior praticidade para compor o número de pacientes necessários para o estudo.	O maior número de critério dificulta a composição do número necessário de indivíduos para os estudos uma vez que é necessário que todos os critérios sejam compatíveis.
Aplica-se para avaliar a incidência de doenças.	Não estima a incidência de eventos.
A investigação entre relação e desfecho pode ser realizada em populações de localidades distintas, contanto que possuam as características delineadas pelo estudo.	Investiga a relação entre exposição e desfecho dentro de um grupo populacional geograficamente específico.
Avalia se um atributo ao qual a população estudada está exposta representa um fator de risco relevante.	Avalia se as intervenções realizadas por órgãos de saúde resultaram em melhorias na situação de saúde da população que vive na região que é objeto de estudo.
Custo alto, considerando o período prolongado de acompanhamento.	Custo relativamente menor, considerando o curto período de duração.

Leituras recomendadas

ESTUDOS de coorte. [200-?]. Disponível em: <https://posstrictosensu.iptsp.ufg.br/up/59/o/Modulo4-Estudosdecoorte.pdf>. Acesso em: 11 jan. 2018.

ESTUDOS de coorte. [slides]. [200-?]. Disponível em: <http://www.fsp.usp.br/dircezanetta/aula12coorte.pdf>. Acesso em: 11 jan. 2018.

FLETCHER, R. H.; FLETCHER, S. W.; FLETCHER, G. *Epidemiologia clínica*: elementos essenciais. 5. ed. Porto Alegre: Artmed, 2014.

SUCIGAN, D. H. I. et al. *Relatório de estatística*. [200-?]. Disponível em: <http://www.ime.unicamp.br/~nancy/Cursos/me172/Cap4.pdf>. Acesso em: 11 jan. 2018.

Estudo de caso-controle

Objetivos de aprendizagem

Ao final deste texto, você deve apresentar os seguintes aprendizados:

- Definir o que são estudos observacionais de caso-controle.
- Identificar vantagens e desvantagens dos estudos de caso-controle.
- Diferenciar estudos de caso-controle dos demais tipos de estudos.

Introdução

Com o surgimento de novos eventos no processo saúde-doença em algumas regiões, também surgiu a necessidade de entender a etiologia das doenças, bem como os possíveis fatores associados a elas. Por exemplo, o aumento do número de ocorrências de microcefalia em recém-nascidos no Brasil. Nessa busca por entender o motivo do aumento desses casos, as equipes de saúde passaram a avaliar quais seriam os fatores associados ao estabelecimento da doença. Para isso, a metodologia de estudo de caso-controle foi utilizada.

Caso-controle é um tipo de estudo observacional aplicado a casos de doenças raras. A partir da doença estabelecida, os pesquisadores organizam os diferentes grupos e os estudam para tentar esclarecer a origem da doença. A respeito da microcefalia, os estudos permitiram compreender que ela estava associada ao Zika vírus. Com esse dado, as equipes de saúde puderam traçar estratégias para combate e redução do número de novos casos.

Neste capítulo, você vai compreender o que são estudos de caso-controle, quais suas vantagens e limitações e o que difere dos demais estudos observacionais.

Estudos de caso-controle

Você sabe que algumas características e hábitos de vida das pessoas, como sedentarismo e tabagismo, podem conduzir ao desenvolvimento de doenças. Essa informação é válida para estudos de coorte. Os estudos de coorte necessitam de grande quantidade de participantes para garantir resultados significativos às populações.

Então, como determinar quais fatores, hábitos ou atributos impactariam a saúde das pessoas, em casos de doenças de baixa incidência, mantendo a relevância dos resultados?

Saiba que doenças consideradas de baixa incidência, ou até mesmo raras, devem usar um tipo de estudo diferente para obter respostas. Para esse cenário, o estudo de escolha é o de caso-controle.

Agora, entenda o estudo de caso-controle: são estudos observacionais, ou seja, estudos em que você deve acompanhar os grupos, sem interferir ativamente sobre eles. Veja suas características:

- Têm caráter retrospectivo, de forma que o estudo parte dos indivíduos que já tem a doença estabelecida.
- A partir da definição da doença, ocorre a comparação entre, pelo menos quatro grupos: o grupo que possui a doença; dividido entre aqueles com a doença que tem ou não o atributo estudado; e o controle (sem a doença), dividido em dois outros grupos com e sem o atributo investigado. Para mais detalhes, observe a Figura 1.

Então, o objetivo do estudo de caso-controle é avaliar se os atributos estudados ocorrem em número maior ou menor nos grupos que apresentam a doença em relação aos grupos-controle. Dessa forma, os resultados irão possibilitar a identificação do risco relativo que determinados fatores representam no estabelecimento de uma doença.

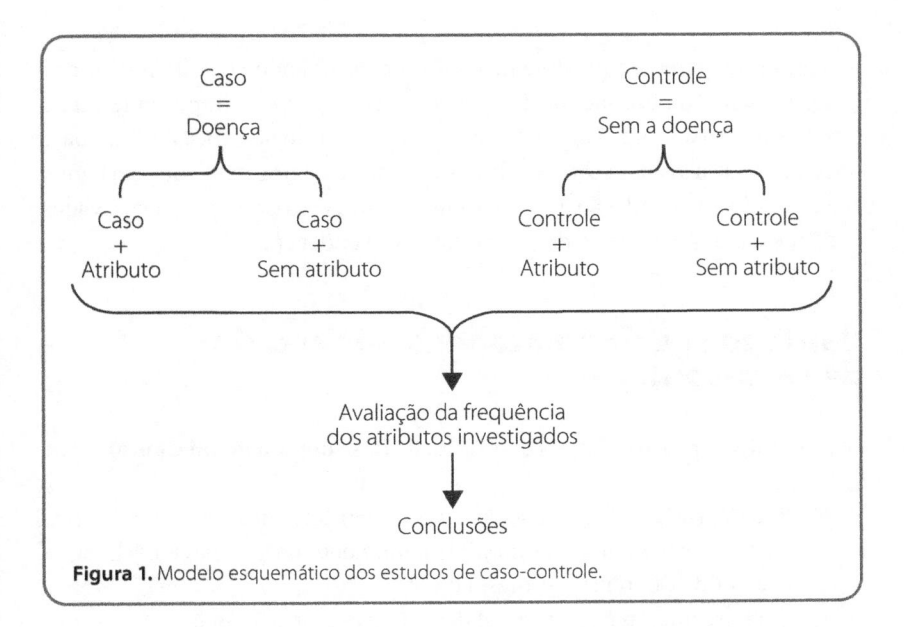

```
┌─────────────────────────────────────────────────────────────────┐
│                Caso                          Controle            │
│                 =                               =                │
│               Doença                       Sem a doença          │
│         ┌───────┴───────┐             ┌────────┴────────┐        │
│       Caso            Caso          Controle         Controle    │
│        +               +               +                +        │
│     Atributo      Sem atributo      Atributo      Sem atributo   │
│                                                                  │
│                   Avaliação da frequência                        │
│                   dos atributos investigados                     │
│                                                                  │
│                        Conclusões                                │
└─────────────────────────────────────────────────────────────────┘
```

Figura 1. Modelo esquemático dos estudos de caso-controle.

É importante você entender o que os controles representam. Então, quando você vê a expressão "grupo-controle" em algum artigo, de modo geral, trata-se de materiais, animais ou pessoas que não sofreram qualquer intervenção relacionada ao objeto de estudo. A partir desses grupos você conseguirá entender as faixas normais de variação de determinada variável em um contexto, supostamente, normal.

Fique atento

Em estudos de caso-controle, o termo grupo-controle aponta pessoas que não têm a doença ou desfecho que é objeto central de estudo.

Apesar de parecer inicialmente algo simples, quando você definir os critérios de seleção para incluir pacientes em cada grupo é importante que o estudo seja considerado válido. Por exemplo: o critério que você deve ter para selecionar os casos para estudos de caso-controle é importante que seja novo em determinada população, visto que em novos casos, os atributos observados podem estar associados ao desenvolvimento da doença.

Vantagens e desvantagens dos estudos de caso-controle

Podemos dividir os estudos em dois tipos: de **base populacional** e **aninhados**.

- **Base populacional** – A seleção dos integrantes dos dois grupos principais é realizada de modo mais abrangente na população. Ela pode ocorrer de diferentes formas, como:
  - rastreamento populacional dentro da área investigada;
  - levantamento de prontuários nas instituições de saúde dentro da área geográfica avaliada;
  - selecionar os indivíduos dos grupos-controle também dentro da mesma área geográfica.
- **Aninhados** – A seleção ocorre dentro de uma coorte. A partir da coleta de dados dentro do acervo de informações colhidas ao longo do estudo de coorte é possível selecionar os pacientes:
  - a partir do processamento dos dados via estudo de caso-controle;
  - estratificar os grupos a partir de informações que não são utilizadas em coortes.

Desse modo, além medida de incidência fornecida pelos estudos de coorte, é possível ter uma forte estimativa de risco relativo, índice fornecido pelos casos controle.

Como toda metodologia desenvolvida, além das vantagens que sua utilização proporciona, existem também limitações. Agora, você conhecerá os prós e contras obtidos ao utilizar estudos de caso-controle.

Vantagens

- Avalia doenças raras

Em análises estatísticas epidemiológicas, o número de participantes é o elemento-chave para validar os resultados da pesquisa. Estudos de caso--controle são aplicados em doenças raras porque não exigem grande quantidade de participantes para apresentar resultados válidos.

- Curta duração e baixo custo

Por ter menor período de execução, o nível de investimento é menor em relação a estudos de longa duração. Além de ganhar tempo na produção de resultados, o menor investimento inicial permite a possibilidade de investir mais em testes e análises que podem conferir maior qualidade aos resultados produzidos.

- Multicausalidade

Os estudos de caso-controle são estudos retrospectivos. O que é isso? O propósito de avaliar os atributos associados à doença permite identificar se há mais de um fator associado à ela, visto que existe acesso ao histórico do paciente.

Desvantagens

- Dificuldade na seleção dos grupos-controle

Para que os grupos-controle auxiliem no fornecimento de resultados coerentes frente aos resultados dos grupos que apresentam o caso estudado, é importante que eles apresentem 100% de compatibilidade com as condições base dos pacientes que possuem a doença investigada. Ou seja, além de não apresentar a doença que é objeto de estudo, os pacientes do grupo-controle devem apresentar características como:

- faixa etária;
- gênero;
- condições sociais;
- região geográfica o mais semelhante possível das características encontradas nos grupos que apresentam o caso investigado.

Portanto, essas exigências acabam dificultando a seleção da quantidade necessária de pessoas para que os resultados apresentados tenham significância estatística.

- Não identifica a incidência de doenças

Não permitem que a incidência seja calculada, pois o estudo parte da comparação entre indivíduos que já têm a doença e os que não a têm. Entenda: Não é possível estimar o número de novos casos porque já existem casos previamente identificados nos grupos.

- A cronologia exposição/doença não fica clara

Como as informações são colhidas após o estabelecimento da doença, não é possível determinar de maneira clara em qual momento a exposição ou presença de determinado atributo promove o aparecimento da doença.

Estudos de caso-controle e os demais estudos observacionais

Além dos estudos de caso-controle, existem outros estudos observacionais. Agora, você identificará as diferenças entre eles: estudos de caso-controle; estudos transversais, de coorte e ecológico.

Observe o Quadro 1, que compara as principais diferenças entre cada estudo em relação ao estudo de caso-controle.

Quadro 1. Diferenças entre os estudos observacionais.

Caso-controle	Transversal (*cross section*)
Estudo retrospectivo. A relação exposição e desfecho é acompanhada partindo do estabelecimento da doença.	Estudo pontual. A relação exposição e desfecho é avaliada no tempo presente.
Ao longo do estudo são coletados os dados pregressos dos pacientes.	A captura de dados é realizada uma única vez.
Dificuldades na composição do grupo-controle.	Maior facilidade na composição dos grupos estudados.
Alto nível de complexidade, visto que a quantidade de critérios para os grupos é bem maior em comparação a estudos de coorte.	Nível de complexidade menor, visto que avalia a relação exposição e desfecho.
O maior número de critério dificulta a composição do número necessário de indivíduos para o estudo, uma vez que é necessário que todos os critérios sejam compatíveis.	Maior praticidade para compor o número de pacientes necessários para o estudo.
Não estima a incidência de eventos.	Aplica-se para avaliar a incidência de doenças.
Estudo retrospectivo. A relação exposição e desfecho é acompanhada partindo do estabelecimento da doença.	Investiga a relação entre exposição e desfecho dentro de um grupo populacional geograficamente específico.
O maior número de critérios dificulta a composição do número necessário de indivíduos para o estudo, uma vez que é necessário que todos os critérios sejam compatíveis.	Avalia se as intervenções realizadas por órgãos de saúde resultaram em melhorias na situação de saúde da população que vive na região objeto de estudo.
Não estima a incidência de eventos.	Prevê futuras tendências no desfecho investigado na região estudada.

Leituras recomendadas

ESTUDOS de caso-controle. [201-?]. Disponível em: <https://posstrictosensu.iptsp.ufg.br/up/59/o/Modulo3-Estudosdecaso-controle.pdf>. Acesso em: 14 jan. 2018.

FLETCHER, R. H.; FLETCHER, S. W.; FLETCHER, G. *Epidemiologia clínica*: elementos essenciais. 5. ed. Porto Alegre: Artmed, 2014.

QUIJANO, F. A. D. *Estudos de caso-controle*. 2015. Disponível em: <https://edisciplinas.usp.br/pluginfile.php/3293353/mod_resource/content/1/EstudosCaso-Controle--Fredi2015.pdf>. Acesso em: 14 jan. 2018.

WALDMAN, E. A.; ROSA, T. E. C. *Vigilância em saúde pública*. [201-?]. Disponível em: <http://portalses.saude.sc.gov.br/arquivos/sala_de_leitura/saude_e_cidadania/ed_07/08_08.html>. Acesso em: 14 jan. 2018.

Descrição do prognóstico

Objetivos de aprendizagem

Ao final deste texto, você deve apresentar os seguintes aprendizados:

- Definir o que é prognóstico.
- Diferenciar curso clínico e história natural da doença.
- Descrever as principais taxas utilizadas nos prognósticos.

Introdução

Neste capítulo, você vai estudar com mais detalhes a descrição do prognóstico e o objetivo de um bom prognóstico, que é evitar expressar prognósticos vagos quando for desnecessário, ou certezas quando forem enganosas.

É o prognóstico que traça o provável desenvolvimento futuro ou o resultado de um processo. É ele que prediz o futuro dos pacientes o mais corretamente possível.

Entendendo o prognóstico

Muito se fala da importância de um diagnóstico preciso. Saiba que você deve selecionar exames adequados e anamnese detalhada para chegar a um diagnóstico que possibilite a eleição do melhor tratamento e, com isso, resultar no menor índice possível de prejuízos ao paciente.

Porém, você já pensou de que modo às equipes médicas conseguem estimar corretamente o impacto da doença na vida das pessoas? Qual seria a melhor abordagem terapêutica e quanto tempo a doença demoraria em ser tratada ou até mesmo, em casos mais graves, quando tempo de vida o paciente teria após o acometimento pela doença? Essas e outras perguntas podem ser respondidas a partir do conjunto de informações que compõe o prognóstico.

A palavra **prognóstico** deriva do grego (*pro* = antes; *gignósko* = conhecimento), ou seja, quando você a usa está falando: saber e conhecer antes da concretização de um evento.

> **Saiba mais**
>
> Além da área da saúde, prognósticos fazem parte do cotidiano de diferentes ciências, por exemplo, desde o prognóstico aplicado a apostas em diferentes esportes, passando pelo prognóstico ambiental, que estima o estado de determinado local, a partir das diferentes possibilidades de intervenções que possa sofrer. Há também o prognóstico climático, que auxilia no entendimento das mudanças climáticas, e da área empresarial, em que o prognóstico aponta as possibilidades de crescimento dentro do quadro atual que a organização avaliada apresenta.

Na área da saúde, prognóstico é conhecimento prévio, obtido a partir do diagnóstico, sobre as possibilidades terapêuticas aplicáveis ao caso, permitindo que o médico possa antecipar aos pacientes, informações sobre como a doença costuma evoluir e quais seriam as possibilidades de cura ou sobrevida.

Para você obter um prognóstico coerente, é necessário realizar o diagnóstico preciso. O diagnóstico preciso representa a base de um prognóstico realista aplicado à situação do paciente. O diagnóstico fornece informações não só de identificação da enfermidade, mas o estágio em que ela está e a gravidade. Com essas informações, você consegue estimar a história natural da doença, a evolução e os desfechos da enfermidade encontrada.

> **Fique atento**
>
> Não confunda o termo com "doença". Essa palavra, na verdade, representa eventos resultantes de uma exposição ou intervenção em uma população estudada. Exemplos de desfechos relacionados aos pacientes são conhecidos como 5 D's:
> - **D**esenlace (morte): desfecho considerado ruim quando ocorre de modo precoce.
> - **D**oença: sintomas e sinais físicos associados a alterações laboratoriais.
> - **D**esconforto: sintomas que geram incômodo, como coceira e náuseas.
> - **D**eficiência: limitação da capacidade de desenvolver as atividades cotidianas.
> - **D**escontentamento: alteração emocional em face da doença ou do tratamento.

O prognóstico na história natural da doença e no curso clínico

Você sabia que o prognóstico recebe nomes diferentes de acordo com o modo como a enfermidade se desenvolve? A subdivisão desse conceito ocorre, pois, a interferência ou não durante o estabelecimento da enfermidade é fator determinante no modo como evolui, bem como seu desfecho.

Curso clínico

É o prognóstico que se estabelece quando existem intervenções. Descreve o prognóstico evolutivo de uma doença que está sob cuidados médicos e que recebeu diferentes tipos de interferências que alteram o curso de eventos relacionados à enfermidade.

Ao utilizar a palavra "interferência", estamos resumindo o conjunto ações que vão desde as orientações médicas, prescrição de medicamentos, sugestão de mudança de hábitos de vida prejudiciais à saúde até procedimentos cirúrgicos. Quando não existir nenhuma intervenção terapêutica, o termo que representará o prognóstico é **história natural da doença**.

História natural da doença

É a descrição de como a doença se desenvolve nas pessoas, desde o momento da exposição aos agentes causais até sua recuperação ou morte. Saiba que esse termo indica todas as fases resultantes da interação estabelecida pela tríade ecológica (Figura 1), tal forma que descreve:

- desde o estímulo para que o processo patológico seja desencadeado, passando pela resposta do indivíduo a este estímulo, bem como as alterações patológicas da enfermidade que podem levar aos possíveis desfechos a ela associados.

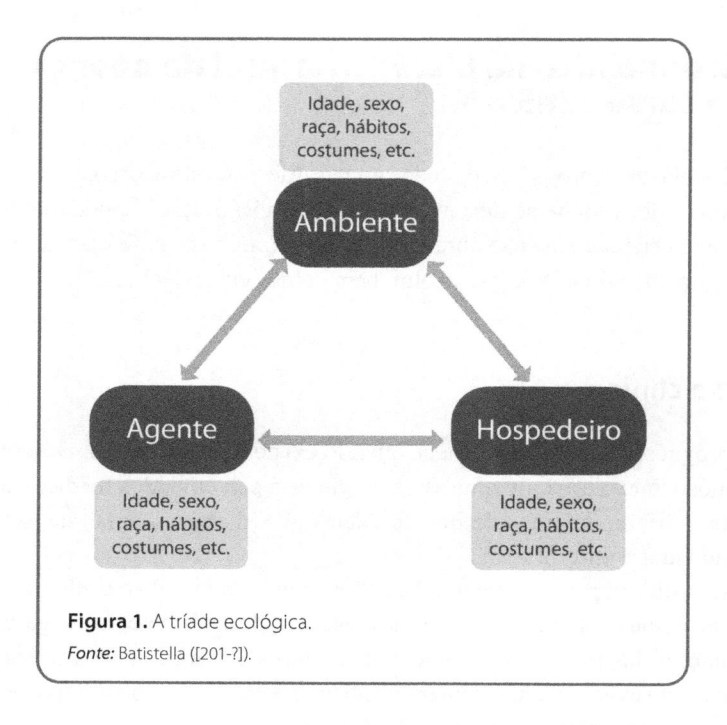

Figura 1. A tríade ecológica.
Fonte: Batistella ([201-?]).

A história natural das doenças é subdividida em fases (Figura 2), de acordo com os estágios de cada momento e ocorrências que a enfermidade manifesta. São elas:

- **Pré-patogênica ou epidemiológica:** momento em que a pessoa ainda não foi atingida pelo agente causador da doença. Nessa fase, as ações de saúde estão voltadas a impedir ou dificultar a interação entre agente e paciente.
- **Patogênica ou patológica:** momento em que agente e hospedeiro entraram em contato. Essa fase subdivide-se em outras duas:
  - Pré-clínica: período após o contágio, em que o indivíduo, apesar de acometido pela doença e apresentando alterações patológicas, não manifesta eventos sintomáticos. O rastreio é aplicado pelas equipes de saúde no intuito de diagnosticar precocemente e, assim, limitar o dano.
  - Clínica: estágio em que as alterações patológicas expressam sintomas, podendo até já ter alcançado uma condição irreversível. Quando detectada, as medidas cabíveis buscam readaptação e reabilitação

para que o dano impacte da forma mais branda possível a vida do paciente e daqueles que ele depende.

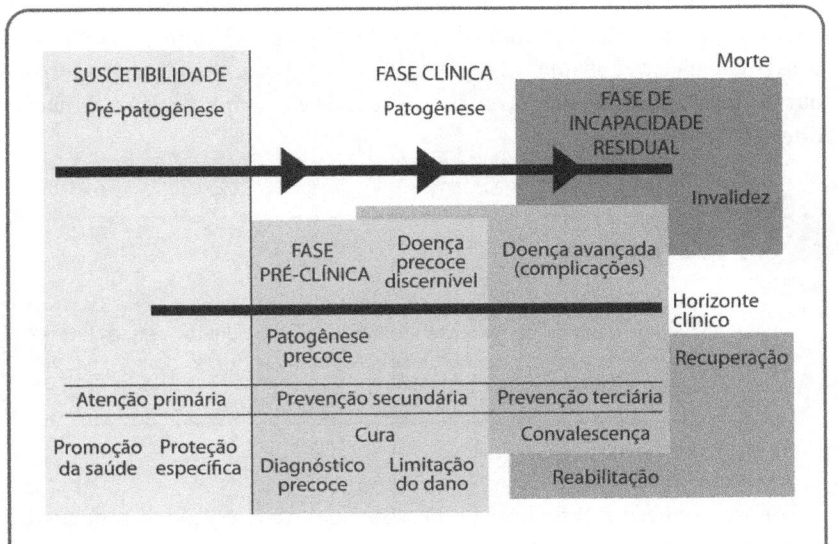

```
SUSCETIBILIDADE          FASE CLÍNICA                          Morte
Pré-patogênese           Patogênese          FASE DE
                                             INCAPACIDADE
                                             RESIDUAL
                                                              Invalidez

                    FASE      Doença      Doença avançada
                   PRÉ-CLÍNICA precoce    (complicações)
                              discernível                     Horizonte
                                                              clínico
                    Patogênese
                    precoce                                   Recuperação

Atenção primária    Prevenção secundária    Prevenção terciária
                         Cura               Convalescença
Promoção  Proteção
da saúde  específica  Diagnóstico  Limitação    Reabilitação
                      precoce     do dano
```

Figura 2. Representação esquemática dos estágios presentes na história natural das doenças.
Fonte: Leavell e Clark (1978).

Saiba mais

Perceba a importância das fases da história natural das doenças, uma vez que as fases identificadas nortearão quais ações de saúde você deverá usar no momento. Outro elemento importante é a capacidade de essa descrição permitir desenvolver ações de detecção precoce da enfermidade, favorecendo a manifestação de desfechos positivos.

Por fim, o modelo de história natural das doenças aponta a gravidade da doença, de modo que indica o nível de prioridade que os sistemas de saúde devem dar no investimento ao combate e à prevenção das doenças detectadas.

A caracterização do prognóstico a partir do uso de taxas

A evolução de uma patologia é expressa pelo número de pessoas acometidas por um evento de saúde em determinado período de tempo. Os números resultantes desses cálculos são chamados de incidência. Contudo, existem outras taxas, que derivam desse cálculo, fazendo uso de seus elementos básicos, fornecem diferentes informações.

> **Saiba mais**
>
> Em epidemiologia, **taxa** ou **coeficiente** representam o número de pessoas dentro de uma população que apresentam um evento em comum (p. ex., doença) em determinado período de tempo.

Agora, conheça as principais taxas associadas à construção do prognóstico de diferentes doenças:

- **Sobrevida.** Estuda dados relacionados ao intervalo de tempo entre o princípio do estudo e a ocorrência do desfecho estudado. A análise de sobrevida objetiva estimar quanto tempo a população estudada vive até o estabelecimento do desfecho. É uma medida complementar à incidência acumulada. Estudos de coorte representam o método matemático mais objetivo para expressar sobrevida. Por exemplo, estudos de sobrevida apontam que, a taxa de sobrevida de recém-nascidos com menos de 28 semanas tem chance de sobrevida de menos de 80%.
- **Fatalidade.** Estuda o número de mortes, dentro de uma população e intervalo de tempo específico em decorrência da doença que é objeto do estudo. Por exemplo, é sabido que a infeção por *Yersinia pestis* apresenta taxa de fatalidade de 100% em paciente que não recebem tratamentos nas primeiras 24 horas.
- **Mortalidade por doença específica.** Razão entre o número de óbitos resultantes do estabelecimento de uma enfermidade na população objeto do estudo, durante intervalo de tempo e a média da população em risco durante o mesmo período. Por exemplo, dados de 2011 extraídos do Data SUS apontam que, em média, no Estado do Mato Grosso, a

cada 100.000 habitantes, 26 morrem em decorrência de complicações por diabete melito.
- **Resposta.** Percentual de pacientes que, após tratamento, apresentam quadro de melhora em sua condição clínica. Por exemplo, em pesquisas feitas no Estado de Pernambuco, em 2007, 69,6 pacientes soropositivos, que ao longo de 12 meses fizeram uso da terapia antirretroviral, apresentaram resposta satisfatória ao tratamento.
- **Remissão.** Porcentagem de pacientes que, após determinado período, não apresentam mais sinais detectáveis da enfermidade. Por exemplo, aproximadamente 80 a 90% dos pacientes com leucemia linfocítica aguda apresentam remissão completa em certo momento do tratamento.
- **Recorrência.** Percentual de paciente que retorna a ter a doença. Por exemplo: Estudos apontam que: o risco de recidiva de tumores em pacientes que praticam caminhada de intensidade moderada, por pelo menos 30 minutos 5 vezes por semana, têm taxa de recorrência 60% menor de desenvolver novos tumores em relação a pacientes sedentários.

Referências

BATISTELLA, C. *O território e o processo saúde-doença*: saúde, doença e cuidado: complexidade teórica e necessidade histórica. [201-?]. Disponível em: <http://www.epsjv.fiocruz.br/pdtsp/index.php?s_livro_id=6&area_id=2&autor_id=&capitulo_id=13&sub_capitulo_id=20&arquivo=ver_conteudo_2>. Acesso em: 18 jan. 2018.

LEAVELL, H.; CLARK, G. *Medicina preventiva*. São Paulo: McGraw-Hill do Brasil; Rio de Janeiro: FENAME, 1978.

Leituras recomendadas

BRASIL. Ministério da Saúde. *Indicadores de mortalidade*. [2012]. Disponível em: <http://tabnet.datasus.gov.br/cgi/tabcgi.exe?idb2012/c12.def>. Acesso em: 18 jan. 2018.

CONTE, J. *Atividade física reduz progressão e risco de recidiva do câncer*. 2015. Disponível em: <https://www.vencerocancer.org.br/noticias-colo-uterino/atividade-fisica-reduz-progressao-e-risco-de-recidiva-do-cancer/>. Acesso em: 18 jan. 2018.

FLETCHER, R. H.; FLETCHER, S. W.; FLETCHER, G. S. *Epidemiologia clínica*: elementos essenciais. 5. ed. Porto Alegre: Artmed, 2014.

INSTITUTO ONCOGUIA. *Taxa de resposta do tratamento da Leucemia Linfoide Aguda (LLA)*. 2015. Disponível em: <http://www.oncoguia.org.br/conteudo/taxa-de-resposta-do-tratamento-da-leucemia-linfoide-aguda-lla/7862/318/>. Acesso em: 18 jan. 2018.

TAYLOR, C. et al. *Fundamentos de enfermagem*: a arte e a ciência do cuidado de enfermagem. 7. ed. Porto Alegre: Artmed, 2014.

Definição e abrangência da epidemiologia

Objetivos de aprendizagem

Ao final deste texto, você deve apresentar os seguintes aprendizados:

- Definir o que é epidemiologia.
- Descrever a área de atuação da epidemiologia.
- Identificar a importância da epidemiologia no contexto atual da saúde baseada em evidências.

Introdução

A epidemiologia é a ciência que estuda os padrões da ocorrência de doença em populações humanas e os fatores que determinam esses padrões. Essas aplicações variam desde a descrição da investigação dos fatores determinantes de doenças, da avaliação do impacto das ações para alterar a situação de saúde, das condições de saúde da população, até a avaliação da utilização dos serviços de saúde, incluindo custos de assistência.

Neste capítulo, você vai saber a definição e abrangência de atuação da epidemiologia, bem como sua importância no contexto da saúde.

Conceitos e definições em epidemiologia

Atualmente, diversos são os artifícios utilizados para que a saúde seja restabelecida e mantida nas diferentes populações mundiais. Contudo, para que novos métodos, procedimentos, ações e até tecnologias em saúde sejam desenvolvidos é preciso o máximo entendimento clínico dos fatores associados ao desenvolvimento das doenças. Com essas informações, é possível delinear estratégias que, posteriormente, terão sua eficácia avaliada.

De modo geral, todos esses elementos representam as ações que compõe o conceito de **epidemiologia**, uma vez que se trata de uma ciência que gera conhecimento e respostas às diferentes questões envolvidas no processo saúde--doença, fornecendo suporte técnico aos profissionais da saúde.

Saiba mais

A expressão **processo saúde-doença** é utilizada para designar os diferentes fatores associados à saúde e doença em grupos de pessoas ou indivíduos. Essa expressão indica que tanto a saúde quanto a doença são resultantes dos mesmos fatores, uma vez que são estados interligados.

O termo "epidemiologia" deriva do grego (*epi* = sobre; *demos* = população; *logos* = estudo), que significa o estudo sobre populações. Neste capítulo, será abordada a epidemiologia aplicada à clínica, ou seja, os conceitos aqui presentes estarão vinculados às populações humanas.

Partindo do significado da palavra epidemiologia, é possível ainda complementar esse conceito dizendo que se trata de um campo das ciências da saúde que estuda, em diferentes populações e/ou grupos, a ocorrência de doenças, bem como o modo que se caracteriza a distribuição e fatores determinantes dos eventos relacionados à saúde coletiva. Além da análise dessas variáveis, essa ciência se propõe a elaborar medidas de combate, controle e prevenção de doenças gerando ainda informações sobre o desempenho e eficácia dessas ações em saúde.

> **Exemplo**
>
> As últimas pesquisas sobre câncer de pele no Brasil indicaram que houve aumento considerável de casos no Estado do Rio Grande do Sul. Buscando entender e reduzir o número de novos casos, os estudos epidemiológicos deverão responder às seguintes perguntas:
>
> 1. Que fatores são cruciais para a ocorrência do câncer de pele?
> 2. Que características a população do Rio Grande do Sul têm que favorecem essa distribuição?
> 3. Quais são as medidas necessárias para o controle e a prevenção dessa doença?
> 4. Qual a efetividade das ações de prevenção e controle do câncer de pele nessa região do País?
>
> Ao responder essas perguntas, os estudos epidemiológicos se tornam a base teórico-científica para a formulação da abordagem não apenas terapêutica, mas também da composição das políticas de saúde pública de maior valia.

É importante ressaltar que, quando o termo "população" é utilizado, estamos falando de um grupo de indivíduos, da mesma espécie, que habitam o mesmo território. No caso das populações humanas, objeto de estudo deste capítulo, o termo população aponta também aspectos socioeconômicos, uma vez que características populacionais associadas aos costumes, normas e condições econômicas impactam de modo significativo no processo saúde-doença.

Sendo assim, é razoável afirmar que a epidemiologia clínica representa os resultados de informações geradas pelas ciências populacionais visto que, muitas vezes, é a partir da relação dos eventos de doença comparados ao montante total da população que as ciências médicas desenvolvem ações de cuidado individual.

Áreas de atuação da epidemiologia

Compreendido o conceito, é importante entender em que áreas a epidemiologia atua. A ciência epidemiológica aplicada à área clínica busca oferecer, em conjunto com outras ciências (p. ex., estatística, antropológica e biológica), respostas multidisciplinares aos diferentes questionamentos gerados pelos problemas de saúde. Para isso, estudos epidemiológicos são desenvolvidos em duas áreas principais: estudos epidemiológicos descritivos e estudos epidemiológicos analíticos.

- **Estudos epidemiológicos descritivos:** objetivam entender a distribuição da frequência das doenças, avaliando variáveis, como tempo, espaço e indivíduos. Possibilita a descrição do perfil epidemiológico com vistas para saúde.

> **Fique atento**
>
> **Frequência** é o termo que aponta a quantidade de ocorrência de doenças ou agravos em uma determinada população.
> **Distribuição**, por sua vez, indica o agrupamento de casos de uma doença dentro de um período, lugar e grupos de pessoas com características em comum.
> Quando esses termos são utilizados, indica que o intuito é contabilizar os novos casos de uma doença alocada em determinada região, período ou grupo de pessoas.

Para descrever as dinâmicas presentes na frequência de doenças e agravos, três perguntas devem ser respondidas:

1. Quem?

Qual ou quais são os grupos que apresentam a doença? Existe algum grupo em especial que é acometido pela doença estudada?

2. Quando?

Existe certo período do ano em que o número de casos aumenta?

3. Onde?

Quais são as características do local que apresenta maior frequência de casos que o coloca em posição de local facilitador da distribuição da doença na região estudada?

Nesse segmento epidemiológico, é possível rastrear os fatores que favorecem o estabelecimento de uma epidemia, compreendendo que se trata de uma transmissão horizontal (entre indivíduos sem parentesco), transmissão por fonte comum (mesmo ponto de origem de contágio para todos que contraíram a doença), ou por propagação (quando a disseminação ocorre de pessoa para pessoa e/ou animal para pessoa).

Fique atento

Estudos descritivos são importantes para posteriores formulações de hipóteses em estudos epidemiológicos analíticos. Contudo, não são válidos para testar hipóteses, uma vez que não permitem estabelecer associação entre exposição e ocorrência de determinado desfecho na mesma pessoa.

- **Estudos epidemiológicos analíticos:** objetivam comprovar cientificamente uma hipótese previamente formulada. Para isso, faz uso de métodos estatísticos que indicarão possíveis associações entre a doença analisada, exposição ou fatores de risco.

Para analisar as dinâmicas presentes na frequência de doenças e agravos, duas perguntas são, predominantemente, utilizadas:

1. Com que frequência ocorrem os eventos?

Qual seria a proporção de indivíduos expostos à doença quando comparados à população não exposta?

2. A exposição e desfecho estão relacionados?

A exposição ao suposto fator de risco estabelecido na hipótese do estudo estaria relacionada ao desenvolvimento da doença?
Aqui, o foco é identificar, simultaneamente, além da causa e efeito do desfecho estudado, a exposição nos grupos de interesse (expostos e não expostos).

> **Fique atento**
>
> Estudos analíticos identificam os elementos associados ao estabelecimento de uma doença ou agravo. Contudo, são estudos que **não** vão identificar a ordem cronológica do estabelecimento do desfecho investigado.

É a partir desses dois tipos de estudos que a epidemiologia se propõe a elucidar diferentes questões sobre as doenças, por exemplo:

- Anormalidade:

A alteração observada representa uma doença?

- Diagnóstico:

O diagnóstico utilizado tem precisão significativa?

- Frequência:

Qual é a frequência que a doença ocorre na população?

- Fatores de risco:

Quais são os fatores relacionados ao desenvolvimento da doença?

- Prognóstico:

Quais as consequências que a doença gera?

- Tratamento:

Qual o impacto do tratamento no curso clínico da doença?

- Causa:

Quais elementos conduzem ao desfecho avaliado?

> **Saiba mais**
>
> Nas ciências da saúde, o termo "desfecho", muitas vezes, é confundido com doença. Contudo, é necessário ressaltar que essa palavra, na verdade, representa eventos resultantes de uma exposição ou intervenção em uma população estudada. Exemplos de desfechos relacionados aos pacientes são conhecidos como 5 D's:
> - Desenlace (morte): desfecho considerado ruim quando ocorre de modo precoce.
> - Doença: sintomas e sinais físicos associados a alterações laboratoriais.
> - Desconforto: sintomas que geram incômodo, como coceira e náusea.
> - Deficiência: limitação da capacidade de desenvolver as atividades cotidianas.
> - Descontentamento: alteração emocional em face da doença ou tratamento.

A epidemiologia na saúde baseada em evidências

A união dos conhecimentos gerados pela epidemiologia, resultantes do somatório de informações de fonte biológica e estatística, propagou o início de um movimento de otimização de ações e redução de prejuízos na abordagem médica. A esse novo movimento foi dado o nome de "medicina baseada em evidências".

As práticas de saúde baseadas em evidências trazem conhecimentos que procuram ajudar a definir as estratégias prioritárias no cuidado do paciente. As evidências clínicas têm importante papel na adesão do paciente à abordagem terapêutica definida. Isso se dá, pois, ao compartilhar com o paciente as evidências existentes que justificam as opções de tratamento ofertadas pelo clínico é possível que o paciente entre em consenso com a equipe médica sobre qual tratamento será mais executável e, com isso, aumentar a adesão do paciente.

A medicina baseada em evidências pode ser entendida como a utilização direta e criteriosa das evidências atualizadas oriundas de pesquisas clínicas aplicadas à abordagem de pacientes individualmente. A escolha da abordagem dentro das evidências existentes corresponde àquilo que oferece o melhor desfecho possível para o paciente. Porém, para que a opção de evidência mais acertada ocorra é essencial que o profissional disponha de experiência clínica.

Desse modo, é possível afirmar que a medicina baseada em evidências é a conjunção da melhor evidência científica aliada à experiência do clínico aplicada ao paciente. Nessa prática clínica, os questionamentos são a chave para seleção da evidência mais cabível.

Os questionamentos, neste caso, têm duas funções:

- Construir um entendimento mais completo da doença ou agravo apresentado pelo paciente. São questionamentos considerados conceituais, uma vez que abrangem conhecimentos basais, acerca de mecanismos e epidemiologia associados ao caso.
- Agrupar as evidências necessárias para tomada de decisões. São questionamentos clínicos a respeito das evidências existentes sobre a doença investigada que permitem que médico e paciente possam optar pela abordagem ideal para o caso.

Como é possível perceber, essa abordagem mais atual, baseada em evidências, depende fortemente das informações geradas por estudos epidemiológicos. Dessa forma, estudos tanto analíticos quanto descritivos são de suma importância na atuação clínica para que novas alternativas de tratamento sejam formuladas e, com isso, os desfechos sejam positivos.

Leituras recomendadas

FLETCHER, R. H.; FLETCHER, S. W.; FLETCHER, G. S. *Epidemiologia clínica*: elementos essenciais. 5. ed. Porto Alegre: Artmed, 2014.

FUNDAÇÃO OSWALDO CRUZ. *O território e o processo saúde-doença*. [200-?]. Disponível em: <http://www.epsjv.fiocruz.br/pdtsp/index.php?livro_id=6&area_id=2&autor_id=&capitulo_id=23&arquivo=ver_conteudo_2>. Acesso em: 06 dez. 2017.

PALMEIRA, G. Epidemiologia. In: ROZENFELD, S. (Org.). *Fundamentos da vigilância sanitária*. Rio de Janeiro: Fiocruz, 2000. p. 135-194.

WALDMAN, E. A.; ROSA, T. E. da C. *Vigilância em saúde pública*: usos e objetivos da epidemiologia. [1998?]. Disponível em: <http://portalses.saude.sc.gov.br/arquivos/sala_de_leitura/saude_e_cidadania/ed_07/01_04.html>. Acesso em: 06 dez. 2017.

UNIDADE 2

Diferença entre prevenção e controle de doenças

Objetivos de aprendizagem

Ao final deste texto, você deve apresentar os seguintes aprendizados:

- Identificar os tipos de prevenção clínica.
- Descrever os níveis de prevenção.
- Diferenciar prevenção e controle de doenças.

Introdução

Você provavelmente já ouviu o ditado "Prevenir é melhor do que remediar", correto? A ideia de prevenção permeia a área da saúde há um bom tempo. A partir dela, são desenhadas estratégias para evitar o estabelecimento de doenças. Quando uma doença é evitada, contida ou erradicada a partir de ações preventivas, é de senso comum pensar que a prevenção é elemento-chave de benefício para a saúde da população. Porém, hoje, a ação eficaz de medidas de prevenção de adoecimento também impacta de modo significativamente positivo na redução de gastos públicos na área da saúde, uma vez que ações de prevenção tendem a ser mais econômicas que o tratamento e manejo de doenças.

Neste capítulo, você vai compreender o que significa prevenção e reconhecer os diferentes níveis de prevenção classificados pela epidemiologia e como se aplicam à realidade atual.

Prevenção e seus níveis na atualidade

Prevenir é uma palavra que deriva do latim *praevenire* (*pre* = antes, *venire* = vir). Tanto a palavra prevenir quanto a palavra prevenção significam que estão falando de uma ação que antecede determinada ocorrência indesejada.

No Brasil, a prevenção começa a integrar o sistema de saúde a partir da década de 1970, com a chegada do livro de Leavell e Clark intitulado *Medicina preventiva*. Nele, é estabelecida a base conceitual da medicina de prevenção. Termos como "tríade ecológica" e "história natural das doenças" passam a integrar o vocabulário epidemiológico apontando para uma abordagem multicausal das doenças. Nessa época, a multicausalidade se sobrepôs ao modelo unicausal, até então predominante.

> ### Saiba mais
>
> **Tríade ecológica** ou tríade das doenças representa a interação entre três elementos: agente causador da doença, hospedeiro e o ambiente em que os elementos anteriores estão inseridos. Nesse contexto, o termo hospedeiro indica fatores como estado nutricional, espécie, gênero e idade dos indivíduos, por exemplo. O ambiente representa os elementos associados às condições climáticas, insetos, características da água e do solo. São elementos base no modelo multicausal sendo analisados de acordo com a interação entre eles. A partir dessas análises é possível compreender quais as medidas necessárias para controle e prevenção das doenças em questão.
>
> **História natural das doenças** são as relações estabelecidas na tríade ecológica que conduzem ao adoecimento. A partir das interações observadas na tríade é possível compreender quais as medidas necessárias para controle e prevenção das doenças em questão.

Multicausalidade é o termo chave que define a medicina preventiva contemporânea. Ela aponta a presença de diferentes elementos que associados são causadores de doenças. Na área da saúde, a prevenção demanda conhecimentos prévios sobre como as doenças ocorrem. É a partir do entendimento das dinâmicas das doenças que as estratégias de prevenção são elaboradas para reduzir a probabilidade do adoecimento.

Contudo, é importante ressaltar que se trata de um modelo que também sofre críticas pela falta de escalonamento da influência que cada fator exerce na tríade. A multicausalidade entende que todos os fatores contribuem da mesma forma nos processos saúde-doença (Figura 1). Partindo disso, as transições sociais que ocorrem e alteram a dinâmica da tríade ao longo do tempo não recebem devida importância em boa parte das vezes.

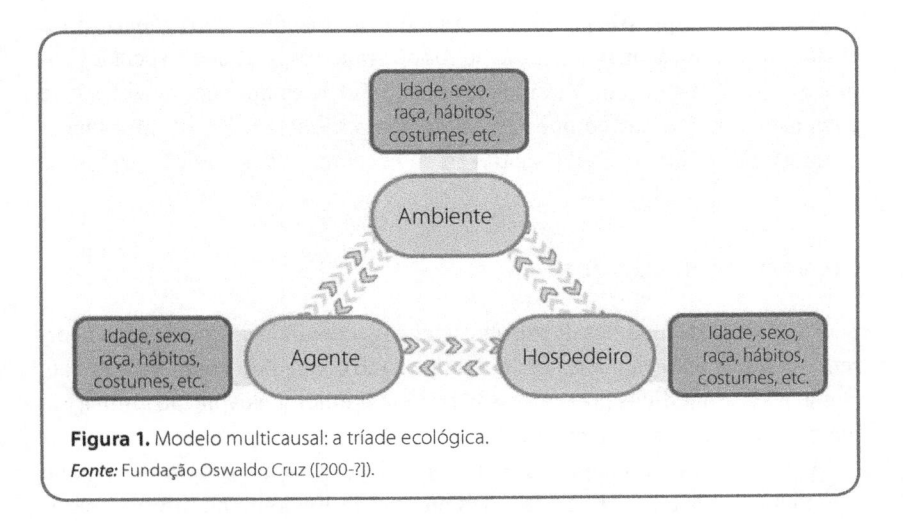

Figura 1. Modelo multicausal: a tríade ecológica.
Fonte: Fundação Oswaldo Cruz ([200-?]).

Os níveis de prevenção

No modelo de multicausalidade, a prevenção é dividida em três níveis, nas fases primária, secundária e terciária. Essa divisão se dá de acordo com os diferentes momentos da evolução de uma doença. A seguir, você vai conhecer as características e aplicações de cada uma delas.

Prevenção primária

Na prevenção primária, a ação tem por objetivo o desenvolvimento de uma saúde ótima, impedindo a instalação de processos patogênicos antes que eles se iniciem. Como você pode perceber, a prevenção primária se refere a uma fase anterior à doença. Por isso, consideramos que prevenção primária é aquela que ocorre no período pré-clínico. Nesse nível, as ações tomadas interferem não apenas sobre o agente causador direto da doença, mas também sobre os hospedeiros e as comunidades presentes no ambiente em que o patógeno estaria presente.

A prevenção primária apresenta duas subdivisões: promoção da saúde e proteção específica. A **promoção da saúde**, como o próprio nome já diz, são ações que buscam melhorar as condições e qualidade de vida de um grupo de pessoas, dificultando o acometimento destes indivíduos por doenças.

A **proteção específica** representa a subdivisão da prevenção primária direcionada a agentes, ao meio e a hospedeiros ou grupos específicos associados aos processos saúde-doença. A imunização por meio de campanhas de vacinação e aconselhamento das equipes de saúde aos pacientes sobre a importância de adoção de hábitos de vida saudáveis são exemplo de prevenção primária.

Prevenção secundária

São consideradas medidas de prevenção de nível secundário aquelas que ocorrem quando a doença já está em curso, período conhecido como patogênico. Nessa fase, as medidas preventivas focam em melhorar a evolução clínica via diagnóstico e tratamento precoce.

A partir dessa abordagem precoce, as medidas tomadas permitem que o tratamento da patogenia ocorra antes mesmo do início da manifestação dos sintomas. O rastreamento periódico do câncer de mama por meio da mamografia é um exemplo de prevenção secundária.

Prevenção terciária

O último nível de prevenção remete, por fim, ao momento em que o desenvolvimento da doença atingiu o estágio final apresentando sequelas ou se tornou um processo crônico de quadro estável. Mesmo nessa fase evolutiva do processo saúde-doença, devem existir ações especificas de prevenção. Nesse período, os cuidados e abordagem terapêutica utilizados buscam reduzir ao máximo as restrições que poderiam afetar tanto a qualidade de vida dos pacientes quanto a daqueles em sua volta. Um bom exemplo de prevenção terciária é a inclusão de pacientes com doenças cardiovasculares em programas de reabilitação cardiovascular.

Prevenção e controle de doenças

Controle e prevenção são conceitos que andam juntos quando se fala da história natural das doenças. Contudo, é importante entender com clareza em que momento esses termos devem ser utilizados. A prevenção é uma ação prévia ao agravo. O controle de doenças, por sua vez, refere ao monitoramento da evolução clínica do paciente, em termos gerais. Ou seja, quando se fala em controle de determinada doença estamos falando do acompanhamento desde o estabelecimento da doença até as abordagens terapêuticas utilizadas.

Além disso, o controle de doenças busca, a partir de estratégias terapêuticas, reduzir índices, como incidência, prevalência, morbidade ou mortalidade a níveis aceitáveis, ou até mesmo a eliminação (redução da incidência em uma região a zero), e erradicação (redução permanente da incidência de certa doença a zero no mundo).

Saiba mais

A vigilância epidemiológica é o segmento do Sistema de Saúde que fornece dados para que estratégias de controle de doenças sejam desenvolvidas. Para que essas informações sejam representativas, uma das abordagens compreendidas é a notificação compulsória de algumas doenças. Entenda o que é notificação compulsória, como ela funciona e quais doenças fazem parte desta notificação assistindo ao vídeo a seguir.

https://goo.gl/6dzFXV

Referência

FUNDAÇÃO OSWALDO CRUZ. *O território e o processo saúde-doença*. [200-?]. Disponível em: <http://www.epsjv.fiocruz.br/pdtsp/index.php?livro_id=6&area_id=2&autor_id=&capitulo_id=23&arquivo=ver_conteudo_2>. Acesso em: 06 dez. 2017.

Leituras recomendadas

BONITA, R.; BEAGLEHOLE, R.; KJELLSTROM, T. *Epidemiologia básica*. 2. ed. São Paulo: Grupo Editorial Nacional, 2010.

CZERESNIA, D. The concept of health and the difference between prevention and promotion. *Cadernos de Saúde Pública*, Rio de Janeiro, v. 15, n. 4, p. 701-709, 1999. Disponível em: <http://www.scielo.br/pdf/csp/v15n4/1010.pdf>. Acesso em: 06 dez. 2017.

FLETCHER, R. H.; FLETCHER, S. W.; FLETCHER, G. S. *Epidemiologia clínica*: elementos essenciais. 5. ed. Porto Alegre: Artmed, 2014.

MARTINS, M. A. et al. (Ed.). *Clínica médica*. Barueri, SP: Manole, 2009. v. 1.

ORGANIZACIÓN PANAMERICANA DE LA SALUD. *Módulos de Principios de Epidemiología para el Control de Enfermedades.* Washington, DC: OPS, 2001. Disponível em: < https://www.rosario.gov.ar/mr/epidemiologia/publicaciones/modulos-de-principios-de--epidemiologia-para-el-control-de-enfermedades-mopece>. Acesso em: 06 dez. 2017.

ROTHMAN, K.; GREENLAND, S.; LASH, T. *Epidemiologia moderna*. 3. ed. Porto Alegre: Artmed, 2011.

Níveis de prevenção

Objetivos de aprendizagem

Ao final deste texto, você deve apresentar os seguintes aprendizados:

- Compreender a relevância clínica do conceito de cuidado preventivo.
- Identificar os níveis de prevenção.
- Diferenciar as atividades dos diferentes níveis de prevenção.

Introdução

Você provavelmente conhece o ditado: "prevenir é melhor do que remediar", correto? A ideia de prevenção permeia a área da saúde há um bom tempo. A partir dela, são desenhadas estratégias para evitar o estabelecimento de doenças. Quando uma doença é evitada, contida ou mesmo erradicada a partir de ações preventivas, é de senso comum pensar que a prevenção é elemento-chave de benefício para saúde da população. Porém, a ação eficaz de medidas de prevenção de adoecimento também impacta de modo significativamente positivo na redução de gastos públicos na área da saúde, uma vez que ações de prevenção tendem a ser mais econômicas que o tratamento e manejo de doenças.

Neste capítulo, você compreenderá qual a importância das medidas preventivas, reconhecerá os diferentes níveis de prevenção classificados pela epidemiologia e como são aplicados na atualidade.

A importância do cuidado preventivo

Provavelmente, você já conheceu pessoas que evitam procurar serviços médicos usando a justificativa: "não vou ao médico, pois ele sempre vai encontrar alguma doença". Essa frase pode parecer sem sentido, mas se você pensar sobre a importância do cuidado preventivo, vai perceber que ela aponta para a relevância que os cuidados de saúde preventivos têm para população.

Todas as ações com objetivo de prevenir ou detectar doenças, por uma pessoa assintomática, englobam o conceito de cuidado preventivo. Essas ações compreendem intervenções em diversos setores da vida, a começar pela eliminação de hábitos com potencial deletério, por exemplo, abandono do tabagismo e sedentarismo. Outro exemplo de cuidado preventivo são as consultas médicas periódicas, geralmente anuais, que muitas pessoas costumam fazer. Esses hábitos permitem que a saúde da população seja acompanhada e, caso haja alguma doença, a detecção é precoce. A detecção precoce traz benefícios como a oportunidade de iniciar o tratamento nas fases iniciais da doença, permitindo chances maiores de completa recuperação.

A origem da construção dos hábitos de saúde tem início com o conhecimento de como se estabelece o processo de saúde e doença. Na contemporaneidade, o entendimento sobre como ocorrem as doenças parte de um modelo multicausal. Nesse modelo, entende-se que a doença é o resultado da interação de três fatores básicos: o agente etiológico, o hospedeiro e o ambiente. É a interação entre esses três elementos, que em conjunto recebem o nome de tríade ecológica, que norteia quais fatores são elementares no estabelecimento do processo saúde doença.

A partir dessas informações, diferentes medidas são desenvolvidas, para cada estágio clínico de cada doença, com objetivos que vão desde prevenir o contato com um agente da doença, passando pela detecção precoce e, por fim, permitindo que, nos casos em que a doença cruzou o horizonte clínico, o manejo do paciente resulte no completo reestabelecimento de sua saúde.

Saiba mais

Horizonte clínico é o termo que se refere à linha imaginária que separa o período em que o paciente, mesmo já tendo alterações subclínicas, ainda não apresenta sintomas e o momento em que o paciente começa a apresentar sintomatologia indicativa de alguma alteração.

Em saúde pública, as medidas preventivas são divididas em níveis. Como você verá a seguir, atualmente temos três níveis de prevenção: primária, secundária e terciária.

Os níveis de prevenção

No modelo de multicausalidade, a prevenção é dividida nas fases primária, secundária e terciária. Essa divisão se dá de acordo com os diferentes momentos da evolução de uma doença. Agora, conheça as características e aplicações de cada uma delas.

Prevenção primária

A prevenção primária tem o objetivo de desenvolver ótima saúde, impedindo a instalação de processos patogênicos antes que eles se iniciem. Veja que a prevenção primária é a fase anterior à doença. Por isso, a prevenção primária ocorre no período pré-clínico. Nesse nível, as ações tomadas, além de interferir sobre o agente causador direto da doença, atuam nos hospedeiros e nas comunidades presentes no ambiente em que o patógeno estaria presente.
Ela apresenta duas subdivisões: promoção da saúde e proteção específica. A promoção da saúde, como o próprio nome já diz, são ações que buscam melhorar as condições e qualidade de vida de um grupo de pessoas, dificultando o acometimento de doenças.

- **Promoção da saúde:** o saneamento básico é um dos principais exemplos de ações de promoção da saúde. Ela controla todos os fatores do ambiente que tem potencial deletério para a saúde e bem-estar da população. O saneamento elimina fatores que facilitam a transmissão de doenças, uma vez que é responsável por fornecer água de boa qualidade e cuidar do destino adequado de lixo e dejetos. Como resultado, locais com saneamento básico apresentam índices mais baixos de mortalidade de crianças por diarreia e menor número de casos de doenças parasitárias, como a esquistossomose.

A proteção específica representa a subdivisão da prevenção primária direcionada a agentes, ao meio, a hospedeiros ou grupos específicos associados aos processos saúde-doença.

- **Proteção específica:** a adição de iodetos no sal de cozinha representa importante medida de proteção específica. É a partir do iodo que a glândula tireoide sintetiza hormônios que atuam no desenvolvimento neurológico, geração energética e funcionamento dos órgãos vitais. Contudo, como as quantidades presentes em boa parte dos alimentos mais consumidos são insuficientes, o iodo é adicionado obrigatoriamente, desde a década de 50, ao sal de cozinha. Dessa forma, a ingestão deste micronutriente se mantém dentro do das concentrações ideais, evitando a hipertrofia da glândula tireoide, comumente conhecida como bócio. Ver Figura 1.

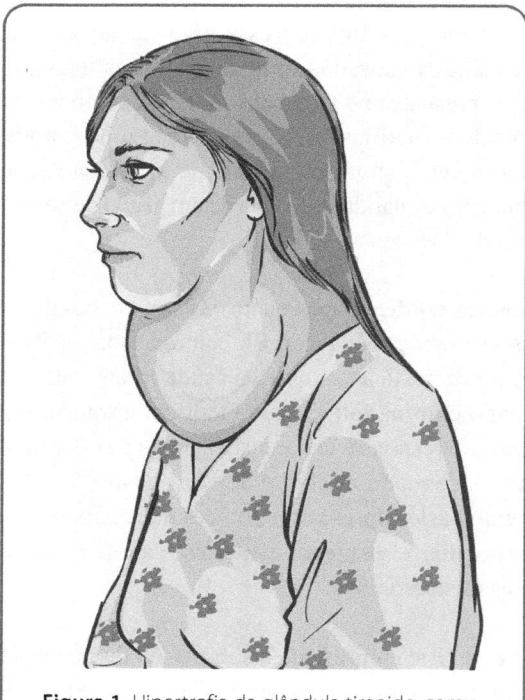

Figura 1. Hipertrofia da glândula tireoide, comumente conhecida como bócio.
Fonte: corbac40/Shutterstock.com.

Prevenção secundária

São consideradas medidas de prevenção de nível secundário aquelas que ocorrem quando a doença já está em curso, período conhecido como patogênico. Nessa fase, as medidas preventivas focam em melhorar a evolução clínica via diagnóstico e tratamento precoce.

A partir dessa abordagem precoce, as medidas tomadas permitem que o tratamento da patogenia ocorra antes mesmo do início da manifestação dos sintomas.

- **Diagnóstico e tratamento precoce:** exame Papanicolau. Nesse caso, o rastreamento de mulheres assintomáticas é feito com o intuito de encontrar lesões de câncer de colo de útero em estado inicial. Com o tratamento precoce, é possível atenuar a transmissão da doença.
- **Limitação da incapacidade:** tratamento para hipertensos. Para hipertensos a prevenção secundária abrange melhorias no estilo de vida (como parar de fumar, redução de peso, e começar a praticar atividades físicas), e uso de medicamentos contínuos de acordo com as necessidades do paciente.

Prevenção terciária

O último nível de prevenção remete, por fim, ao momento em que o desenvolvimento da doença atingiu um estágio final apresentando sequelas ou se tornou um processo crônico de quadro estável. Mesmo nessa fase evolutiva do processo saúde-doença, devem existir ações específicas de prevenção. Os cuidados e abordagem terapêutica utilizados buscam reduzir ao máximo as restrições que poderiam afetar tanto a qualidade de vida dos pacientes quanto a daqueles a sua volta.

- **Melhoria da qualidade de vida:** dependentes químicos. Nesse caso, grupos de apoio juntamente com redes de assistência compostas por serviços que orientam paciente e familiares são exemplos essenciais no auxílio ao processo de recuperação.

Os níveis de prevenção em contexto nacional

Na Constituição Federal brasileira, de 1988, Artigo 196, a saúde passou a ser: "direito de todos e dever do Estado, garantido mediante políticas sociais e econômicas que visem à redução do risco de doenças e de outros agravos e ao acesso universal e igualitário às ações e serviços para sua promoção, proteção e recuperação".

Nesse contexto, foram desenvolvidas ações em grupos, recebendo o nome de programas de atenção básica ou atenção primária à saúde. Diferentes programas foram elaborados para atender às diferentes demandas de saúde em âmbito nacional, cada um deles contendo um ou até mais níveis de prevenção. A seguir, você conhecerá alguns desses programas.

Prevenção primária: programa de imunizações

As campanhas de vacinação já existem há mais de um século no Brasil. Contudo, o Programa Nacional de Imunizações (PNI) é relativamente recente, pois completou 36 anos em 2017. O PNI tem por missão, a partir da vacinação, erradicar ou controlar doenças que possuem vacinação disponível.

É um programa que inclui todos os cidadãos, disponibiliza vacinas nos postos e dispõe de equipes de vacinação. As equipes de vacinação são deslocadas estrategicamente para atingir populações que teriam difícil acesso aos postos. Dessa forma, todo o cidadão tem acesso à imunização.

O PNI é estruturado a partir de um planejamento sistemático que é executado por diferentes estratégias. Os planejamentos seguem um calendário de vacinações, que são direcionados de acordo com o público-alvo (crianças, adolescentes, idosos e adultos), a idade ou período indicado para imunização e doença a ser prevenida.

O delineamento do cronograma resultou no reconhecimento do PNI, que hoje é considerado um programa de referência internacional, pois apresenta resultados expressivos na prevenção e controle de doenças imunopreviníveis. Exemplos do sucesso do programa são: a erradicação da poliomielite desde 1989, da febre amarela e da varíola desde 1973.

Prevenção secundária: controle do câncer de mama

O controle do câncer de mama teve início a partir da década de 1980, quando passou a integrar o Programa de Assistência Integral à Saúde da Mulher. Contudo, foi nos anos 2000 que a detecção precoce do câncer de mama começou a ser estruturada em um Plano de Ação para o Controle dos Cânceres de Colo do Útero e de Mama, que propôs desenvolver ações para contemplar as seis diretrizes estratégicas:

- aumento de cobertura da população-alvo;
- garantia da qualidade;
- fortalecimento do sistema de informação;
- desenvolvimento de capacitações;
- estratégia de mobilização social;
- desenvolvimento de pesquisas.

Para contemplar esses itens, e tornar a detecção de pacientes com câncer mais efetiva, o programa tem duas ações principais: o diagnóstico precoce e rastreamento.

No primeiro, o elemento-chave para eficácia consiste na transmissão da informação a respeito dos sintomas. De posse do conhecimento sobre os principais sinais e sintomas do câncer de mama, a paciente consegue identificar alterações ainda em estágios iniciais. Dessa forma, pode procurar os serviços de saúde rapidamente de forma a esclarecer sua suspeita. De acordo com o Instituto Nacional do Câncer, a autoexame/observação das mamas configura fator associado à descoberta de aproximadamente 65% dos casos de câncer de mama.

Já o rastreamento faz uso de exames e testes aplicados a mulheres assintomáticas, objetivando a identificação de resultados alterados que podem representar lesões cancerígenas. O rastreamento é uma estratégia voltada a pacientes em faixa etária mais favorável à detecção precoce. Associada à detecção precoce, o rastreamento para câncer de mama resulta em redução significativa da mortalidade, tratamentos com maior eficácia e, por conseguinte, melhor prognóstico da doença.

Ele pode ser executado utilizando duas abordagens: oportunista ou organizada. O rastreamento organizado consiste em convidar para exames periódicos, formalmente, pacientes que estão na faixa de idade-alvo do programa. O rastreamento organizado demonstra ser uma abordagem eficaz, pois está associado à redução da mortalidade por essa neoplasia. O rastreamento oportunista, ocorre quando a paciente chega às unidades de saúde por outros motivos e recebe indicação para fazer os exames. O rastreamento, seja oportunista ou organizado, é realizado por meio da mamografia, por se tratar do exame que apresenta resultados relevantes na detecção e redução dos índices de mortalidade por essa neoplasia.

Por fim, é importante ressaltar que a efetividade das ações de rastreio e diagnóstico precoce se fundamenta, principalmente, na dispersão da informação sobre a importância da realização desses exames, de modo a atingir o público-alvo desse programa.

Prevenção terciária

O programa de reabilitação do paciente diabético é resultado de intervenções multidisciplinares que objetivam capacitar o paciente para o correto autocuidado e reabilitação de modo que ele possa restabelecer a qualidade de vida e ser reinserido em seu contexto social.

A abordagem se dá, basicamente, via projeto terapêutico individualizado, em que o paciente será instrumentalizado de modo a retomar sua vida dentro das limitações impostas pelo diabetes. A seguir, você vai conhecer os principais aspectos abordados neste processo de reabilitação:

- **Nutricional:** adequação da dieta ou plano alimentar personalizado, de acordo com hábitos e condições do paciente.
- **Psicológicos:** enfrentamento da doença, a partir do reforço da autoestima, identificação e tratamento de sintomas de não aceitação da doença (como depressão, exclusão social e agressividade). Inserção dos pacientes em grupos de apoio para acompanhamento.
- **Físico:** reabilitação física de pacientes com amputações. Correção de zonas de pressão a partir do uso de sapatos e palmilhas adequadas, de modo a evitar novas lesões e prejuízos na marcha, permitindo o desenvolvimento das atividades do dia a dia.
- **Odontológicos:** avaliação periódica do paciente, considerando possíveis periondontites.

Como é possível perceber, os programas terciários de prevenção têm seu cerne na interdisciplinaridade para que o paciente possa manter sua qualidade de vida da melhor forma possível, apesar do estado crônico da doença.

Leituras recomendadas

AÇÕES terapêuticas e de reabilitação com enfoque interdisciplinar: linha de cuidado no diabete melitus. [201-?]. Disponível em: <http://www.saude.sp.gov.br/resources/ses/perfil/gestor/homepage//linhas-de-cuidado-sessp/diabetes-melitus/anexos/acoesterapeuticascomenfoqueinterdisciplinar.pdf>. Acesso em: 21 nov. 2017.

BONITA, R.; BEAGLEHOLE, R.; KJELLSTROM, T. *Epidemiologia básica*. 2. ed. São Paulo: Grupo Editorial Nacional, 2010.

BRASIL. Ministério da Saúde. *Programa Nacional de Imunizações (PNI)*: 30 anos. Brasília, DF: Ministério da Saúde, 2003. Disponível em: <http://bvsms.saude.gov.br/bvs/publicacoes/livro_30_anos_pni.pdf>. Acesso em: 21 nov. 2017.

CZERESNIA, D. The concept of health and the difference between prevention and promotion. *Cadernos de Saúde Pública*, Rio de Janeiro, v. 15, n. 4, p. 701-709, out./dez. 1999. Disponível em: <http://www.scielo.br/pdf/csp/v15n4/1010.pdf>. Acesso em: 21 nov. 2017.

INSTITUTO NACIONAL DE CÂNCER JOSÉ ALENCAR GOMES DA SILVA. *Controle do câncer de mama*: detecção precoce. [2016]. Disponível em: <http://www2.inca.gov.br/wps/wcm/connect/acoes_programas/site/home/nobrasil/programa_controle_cancer_mama/deteccao_precoce>. Acesso em: 21 nov. 2017.

MARTINS, M. A. et al. (Ed.). *Clínica médica*. Barueri, SP: Manole, 2009. v. 1.

ORGANIZAÇÃO PAN-AMERICANA DA SAÚDE. *Módulo de Princípios de Epidemiologia para o Controle de Enfermidades (MOPECE)*. Brasília, DF: OPAS, 2010.

POLÍTICAS públicas relacionadas ao controle do câncer de mama. [2011]. Disponível em: <http://rle.dainf.ct.utfpr.edu.br/hipermidia/images/documentos/Politicas_Publicas_cancer_mama.pdf>. Acesso em: 21 nov. 2017.

Importância da epidemiologia como eixo das ações de saúde e como base de informações

Objetivos de aprendizagem

Ao final deste texto, você deve apresentar os seguintes aprendizados:

- Identificar a vigilância em saúde, bem como os elementos que a compõem.
- Analisar os tipos de abordagem de vigilância em saúde.
- Reconhecer o papel da epidemiologia nas ações de saúde.

Introdução

Epidemiologia é o termo que designa o estudo dos padrões da ocorrência de doença em populações humanas e fatores que determinam estes padrões. A partir dela, os órgãos de saúde pública obtêm ferramentas para acompanhar a evolução das características de saúde da população, permitindo o desenvolvimento de novos métodos, procedimentos, ações e até tecnologias em saúde. Isso ocorre a partir da aplicação dos estudos epidemiológicos aliados aos órgãos de vigilância.

Neste capítulo, você vai entender o que é a vigilância em saúde e a forma como ela é desenvolvida a partir do uso da epidemiologia para auxiliar na promoção da saúde e no controle de doenças e agravos.

Vigilância e seus componentes na área da saúde

É provável que você já tenha lido sobre a interdição de restaurantes por casos de alimentos contaminados que causaram intoxicação em diversos clientes, ou casos de hospitais que tiveram setores interditados por conta de mortes cuja suspeita era infecção hospitalar. Em ambos os casos, quem avalia e determina se esses locais estão ou não aptos a desenvolver suas atividades são segmentos da vigilância.

Vigilância é o termo que contempla o processo utilizado para coletar, gerenciar, analisar, interpretar e relatar informações relacionadas à saúde. A vigilância é composta por diferentes sistemas compostos por redes de ações e pessoas, em sua maioria, por agências de saúde pública.

As atividades relacionadas à vigilância podem ocorrer em diferentes níveis de abrangência, partindo de escalas locais, podendo desenvolver ações em saúde em nível internacional. Os sistemas de vigilância que realizam essas atividades têm como objetivo ofertar informações a respeito das características basais das condições de saúde associadas à população, região e ao intervalo de tempo em que estariam inseridos. Dessa forma, é possível monitorar, por exemplo, o estabelecimento de enfermidades em determinados grupos populacionais que habitam determinada região em espaço de tempo pré-estabelecido.

Para que um sistema de vigilância coerente seja delineado, existem alguns elementos necessários. Conheça os elementos e suas funções.

- **Definição de um caso:** trata-se de um conjunto de critérios que devem ser atendidos por uma pessoa para que ela se enquadre no caso em que está sendo investigado. É importante que ao delinear os critérios para o caso, exista maior conjunção possível entre sensibilidade, viabilidade e especificidade. Saiba que diferentes objetivos podem estar associados à definição de um caso. Inicialmente, o foco pode ser identificar entre os indivíduos investigados quais seriam de fato os portadores do agente causador da doença, modo de transmissão e fonte em comum.

Saiba mais

Sensibilidade: capacidade de detectar os indivíduos verdadeiramente positivos para determinado diagnóstico ou doença que um teste diagnóstico apresenta, ou seja, diagnosticar corretamente os afetados.
Especificidade: capacidade que um teste diagnóstico tem de detectar os verdadeiramente negativos, isto é, os indivíduos verdadeiramente sadios, ou não afetados.
Viabilidade: indica quão executável é um caso, para que este seja concretizado com resultados válidos. É o resultado da consideração em torno do tempo disponível, dispêndio financeiro necessário e relevância clínica.

- **População sob vigilância:** os sistemas de vigilância focam em grupos de pessoas específicas. Esses grupos podem pertencer a uma mesma instituição, região, Estado ou até nação. Nesse caso, a vigilância está associada ao desenvolvimento e implantação de sistemas de notificação compulsória de doenças, de tal forma que os profissionais de saúde devem sinalizar aos respectivos departamentos a ocorrência de doenças específicas previamente definidas.

Ainda, investigações centralizadas na população com distribuição geográfica e frequência adequada proporcionam informações fidedignas de uso nacional para o desenvolvimento de **ações em saúde**.

- **Ciclo de vigilância:** recebe esse nome pela direção cíclica que as informações obtidas seguem desde a coleta até a obtenção de resultados. O ciclo de vigilância corresponde ao fluxo de informações coletadas pelas unidades de saúde locais que são encaminhadas aos órgãos de saúde responsáveis e retorna à população do seguinte modo: tem início com a identificação de um caso de saúde, que é notificado ao órgão de saúde responsável que avalia e interpreta as informações e gera resultados a partir do agrupamento de dados sobre a doença em questão, que servirão para nortear as ações em saúde.
- **Confidencialidade:** compreende a proteção das informações dos indivíduos. Além da manutenção da confiança em relação aos dados coletados, existe a questão ética que prioriza o sigilo das notificações. Apesar de parecer lógico, não registrar os dados pessoais dos pacientes, não ajuda no acompanhamento da evolução dos casos para as equipes locais, o que interfere no manejo e fornecimento adequado das informações. Em geral, registros de ordem pessoal são mantidos apenas nas instituições locais, de modo que as notificações geradas enviadas aos órgãos de saúde competentes não as recebem.
- **Incentivos à participação:** a manutenção de um sistema de vigilância com aporte constante de informações depende da manutenção das ações das equipes de saúde. Um dos principais meios de garantir o recebimento do número mais representativo possível de casos detectados é por meio do acesso às conclusões obtidas a partir das informações coletadas. Assim, em retorno à colaboração na coleta e fornecimento de notificações, os grupos interdisciplinares de saúde têm acesso a informações a respeito de seu rendimento. Além disso, instituições de saúde que colaboram no fornecimento de informações, têm acesso

às conclusões dos estudos sobre as doenças. Essas conclusões permitem que as equipes de saúde possam aprimorar o direcionamento dos processos ou até delinear as políticas internas de modo a melhorar o atendimento à população.

Em síntese, um sistema de vigilância eficaz é composto pela definição da enfermidade e população a ser acompanhada. A seguir, é delineado o modo como as informações serão geradas e transferidas aos órgãos de saúde responsáveis, para que tenham subsídios para alimentar a base de dados existente. O fornecimento de informações ocorre de modo a preservar a identidade dos pacientes e evitar comprometer quaisquer princípios éticos atrelados ao manejo de dados. Dessa forma, os resultados gerados além proverem uma ferramenta de auxílio no manejo dos pacientes, podem contribuir para que as equipes de saúde obtenham informações também sobre a efetividade de sua abordagem, a partir da colaboração inicial ao notificar os casos identificados.

Principais tipos de abordagem na vigilância em saúde

A vigilância é composta por diferentes elementos com o intuito de gerar um sistema eficaz na produção de respostas sobre as doenças que são objeto de acompanhamento. A partir desses elementos, existem diferentes modos para desenvolver um sistema de vigilância. Esses diferentes modos são chamados de abordagens em vigilância, que são inicialmente classificadas como ativas ou passivas.

A abordagem ativa é aquela em que a instituição que desenvolve o acompanhamento atua na busca das informações via contato com equipes de saúde e hospitais. Já na abordagem passiva, a responsabilidade do relato e contato passa a ser das instituições em que forneceram as informações. Agora, conheça algumas abordagens bastante utilizadas em vigilância epidemiológica:

- **Notificação compulsória:** é a comunicação a respeito da identificação de uma doença ou agravo. Tanto equipes de saúde quanto cidadãos podem fazer essa notificação, para que as devidas medidas sejam tomadas no intuito de restabelecer a saúde. Contudo, nem todas as doenças são consideradas notificáveis, de modo que periodicamente a lista de doenças é revisada e atualizada.

> **Link**
>
> A notificação compulsória é uma medida estratégica para acompanhamento e tomada de decisões. As doenças de notificação compulsória podem ser encontradas na lista que consta no link a seguir, presente na Portaria Nº 204/2016. Como você vai perceber, além da listagem de doenças e o prazo para notificação, existem ainda as esferas de gestão do sistema de saúde que devem receber a formalização da notificação, que podem ser o Ministério da Saúde, Secretaria Estadual de Saúde ou a Secretaria Municipal (equivalente à notificação no Distrito Federal).
>
> https://goo.gl/szGYnr

É importante ressaltar que as exigências a respeito do prazo de notificação variam, visto que existem diferentes níveis de responsabilidade para as notificações. A formalização da notificação pode ter prazo variável de acordo com a doença notificada. Isso ocorre em razão dos diferentes níveis de responsabilidade atrelados a cada doença que consta na lista, de modo que o prazo pode ser imediato (até 24 horas), ou de até uma semana (outros casos).

- **Vigilância baseada em laboratório:** o uso dos laboratórios de análises clínicas como fonte de identificação de doenças representa uma ferramenta importante para vigilância. Tal afirmação é sustentada, inicialmente, pela capacidade que os laboratórios clínicos têm de centralizar os resultados de tal forma que os órgãos de saúde recebem a notificação sobre o resultado do paciente via laboratório antes mesmo do médico requerente.

Além disso, a vantagem da coleta de notificações via laboratório é a capacidade de obter informações com maior riqueza de detalhes sobre a doença. Assim, além da identificação da doença é possível obter outros dados importantes que complementam a notificação. Por exemplo, em casos de infecção é possível, além da identificação do microrganismo, reportar a quais antibióticos ele vai apresentar resistência ou sensibilidade.

Apesar das vantagens que a notificação via laboratório clínico oferece, existem limitações nessa abordagem. Ocorre que, em alguns casos, nem todos os resultados positivos relatados realmente indicam a presença da doença a ser notificada. Isso porque, muitas vezes, os testes apresentam interferentes que reduzem sua sensibilidade, gerando resultados que mesmo sendo positivos não correspondem à presença da doença.

Exemplo

A sífilis é uma doença de notificação compulsória, que tem como principal teste de rastreamento o VDRL (Venereal Disease Research Laboratory). Contudo, em alguns casos, o teste reagente não necessariamente quer dizer que o paciente teve contato com sífilis. Doenças como a hanseníase, malária e doenças hepáticas crônicas, por exemplo, geram resultados considerados "falso-positivos". Isso porque essas doenças interferem nas reações que acontecem no teste de tal forma que geram resultados positivos, mas não em decorrência da presença de sífilis.

- **Registros e inquéritos:** o registro é a abordagem de coleta de informações com maior número de detalhes. São, basicamente, compostos por listas que relatam a ocorrência de casos de uma doença em determinada área.

Os inquéritos, por sua vez, também são formas de registro. Porém, trata-se de um levantamento mais detalhado de características pessoais (como atitudes e hábitos), que podem propiciar risco à saúde. Nesse levantamento, existe um número pré-determinado de questões que podem abranger, desde pesquisa sobre hábitos cotidianos até resultados de exames físicos. Trata-se de uma metodologia que pode ser periódica ou contínua, de acordo com o momento e a doença que se quer acompanhar.

- **Eventos sentinela:** são eventos em que um indivíduo desenvolve uma doença cuja origem é, sabidamente, a exposição a algum elemento específico. O evento sentinela sinaliza aos órgãos de vigilância a existência de perigo potencial que outras pessoas podem estar propensas à exposição, visto que esses eventos indicam possíveis problemas de saúde pública de maiores proporções. A partir deles são realizadas mais investigações e até intervenções para eliminar a possibilidade de novos eventos.

Como é possível perceber, existem vários meios a partir dos quais a vigilância pode abordar as questões de saúde. A abordagem escolhida sempre será aquela que ofertar o compêndio de informações mais completo.

A relevância da epidemiologia nas ações de saúde

A vigilância depende do levantamento mais completo possível de informações para adequado acompanhamento e avaliação das questões de saúde pesquisadas. De modo geral, as análises das informações obtidas pela vigilância fazem uso de metodologias descritivas e diretas.

> **Exemplo**
>
> Estudos epidemiológicos descritivos são levantamentos que objetivam entender a distribuição da frequência das doenças, avaliando variáveis, como tempo, espaço e indivíduos. Possibilita a descrição do perfil epidemiológico com vistas para saúde.

Sendo assim, a análise de dados é feita a partir de técnicas epidemiológicas. Dessa forma, todos os levantamentos realizados utilizando a metodologia epidemiológica não apenas contabilizam e caracterizam as doenças, como também propiciam a geração de conhecimento a partir dos resultados dos cálculos do cruzamento de dados. Esses novos conhecimentos agregados são fundamentais no desenvolvimento de **ações de prevenção e controle** de enfermidades. Isso porque as informações coletadas contextualizam o momento de saúde atual, aprontando as possíveis intervenções, possibilitando avaliar as mudanças no cenário de saúde pública. É por meio da epidemiologia que os órgãos de saúde conseguem definir prioridades, tanto no atendimento às demandas de saúde existentes quanto no direcionamento de recursos financeiros e organização de programas de prevenção e combate de doenças e agravos.

Leituras recomendadas

BONITA, R.; BEAGLEHOLE, R.; KJELLSTRÖM. *Epidemiologia básica*. 2. ed. Rio de Janeiro: Grupo Gen, 2010. Disponível em: <http://apps.who.int/iris/bitstream/10665/43541/5/9788572888394_por.pdf>. Acesso em: 20 dez. 2017.

CEARÁ. Governo do Estado. *Nota técnica*: vigilância epidemiológica da Sífilis. 29 mar. 2017. Disponível em: <http://www.saude.ce.gov.br/index.php/notas-tecnicas?download=2921%3Anota-tecnica-sifilis-21-02-2017>. Acesso em: 20 dez. 2017.

FIGUEIRÓ, A. C. et al. Óbito por dengue como evento sentinela para avaliação da qualidade da assistência: estudo de caso em dois municípios da Região Nordeste, Brasil, 2008. *Cadernos de Saúde Pública*, Rio de Janeiro, v. 27, n. 12, p. 2373-2385, dez. 2011. Disponível em: <http://www.scielo.br/pdf/csp/v27n12/09.pdf>. Acesso em: 20 dez. 2017.

FLETCHER, R. H.; FLETCHER, S. W.; FLETCHER, G. T. *Epidemiologia clínica*: elementos essenciais. 5. ed. Porto Alegre: Artmed, 2014.

FUNDAÇÃO OSWALDO CRUZ. *Vigilância em saúde*. [2017?]. Disponível em: <https://pensesus.fiocruz.br/vigilancia-em-saude>. Acesso em: 20 dez. 2017.

ROTHMAN, K.; GREENLAND, S.; LASH, T. *Epidemiologia moderna*. 3. ed. São Paulo: Artmed, 2011.

Estudo transversal

Objetivos de aprendizagem

Ao final deste texto, você deve apresentar os seguintes aprendizados:

- Definir o que é estudo observacional transversal.
- Identificar vantagens e desvantagens do estudo observacional transversal.
- Diferenciar estudo observacional transversal dos demais estudos observacionais.

Introdução

Você sabia que os estudos transversais geralmente fornecem informações apenas sobre a prevalência? Isto é, a proporção que tem a doença ou condição clínica em determinado momento.

Neste capítulo, você vai aprender o estudo observacional transversal, suas vantagens e desvantagens, além de saber diferenciá-lo dos demais tipos de estudos.

Conhecendo os estudos transversais

É comum que a população se depare na mídia com notícias a respeito de ações de promoção da saúde e/ou prevenção. É a partir das estratégias que compõe essas ações que é possível combater e reduzir a parcela da população exposta ou até mesmo atingida por alguma enfermidade. Contudo, qual é a fundamentação teórica que embasa as diretrizes desses programas? Como é possível avaliar se os programas desenvolvidos estão atingindo os objetivos de reduzir ou prevenir doenças ou outros desfechos?

Saiba que informações sobre a situação de saúde da população e a avaliação da eficácia dos programas de promoção da saúde podem ser fornecidas a partir da utilização de **estudos transversais**. Estudos transversais são aqueles a partir do qual você pode mensurar a frequência do evento de saúde que é objeto de investigação.

Além disso, é um tipo de estudo que permite, apesar de são ser a opção ideal quando desejamos o entendimento causal de uma enfermidade, entender a relação entre doença e possíveis fatores de risco.

Assim como os estudos de coorte e caso-controle, os estudos transversais são classificados como estudos observacionais. Essa classificação ocorre, pois se trata de um estudo pontual, que analisa a relação entre exposição e o desfecho investigado uma única vez, no tempo presente. Dessa forma, a análise partirá apenas da observação das informações sem que haja qualquer interferência (Figura 1).

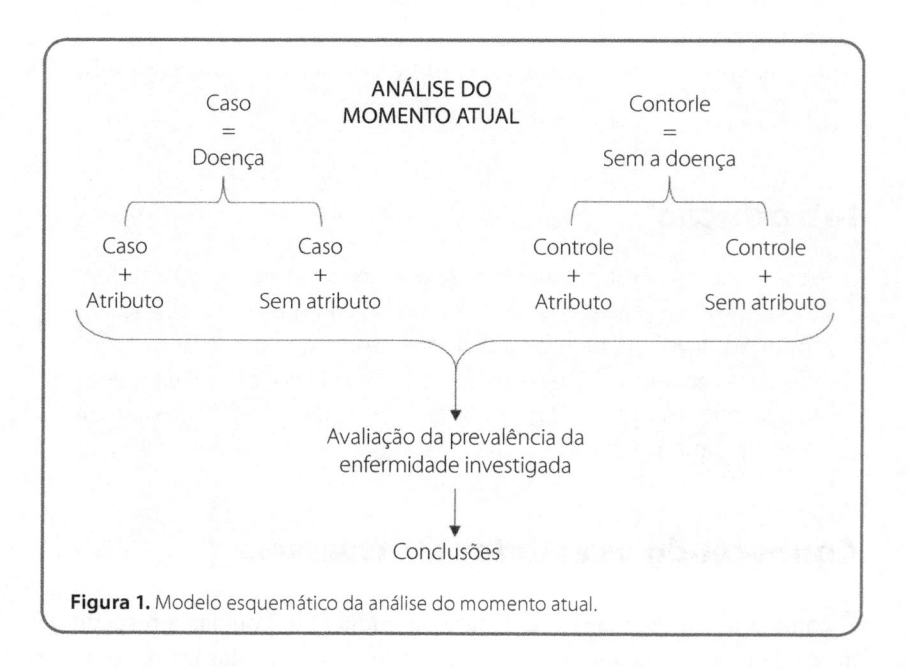

```
                        ANÁLISE DO
          Caso        MOMENTO ATUAL        Contorle
           =                                  =
         Doença                          Sem a doença
       ╭────┴────╮                     ╭─────┴─────╮
    Caso        Caso                Controle    Controle
     +           +                     +           +
  Atributo  Sem atributo            Atributo  Sem atributo

              Avaliação da prevalência da
                enfermidade investigada
                         ↓
                     Conclusões
```

Figura 1. Modelo esquemático da análise do momento atual.

A principal informação que os estudos transversais fornecem são os dados de prevalência. Prevalência é o termo que refere ao número ou proporção de casos de uma doença em determinada população e intervalo de tempo. A prevalência aponta a probabilidade que alguém, dentro da população estudada, possui de desenvolver determinada enfermidade.

> **Exemplo**
>
> A partir do entendimento do conceito de prevalência, é possível compreender porque ela é importante fonte de informações para os órgãos de saúde. Com os dados sobre prevalência das doenças na população, instituições encarregadas de planejar e aplicar ações de combate e prevenção de enfermidades estruturam as estratégias para reduzir ou até mesmo sanar novos casos.

Os estudos transversais são utilizados após a implantação e desenvolvimento das ações em saúde com o objetivo de avaliar sua eficácia. Dessa forma, é possível entender se as estratégias adotadas pelos órgãos de saúde estão gerando resposta satisfatória.

Vantagens e desvantagens dos estudos transversais

Existem dois tipos de prevalência nos estudos transversais: **prevalência no ponto** e **prevalência no período**.

- **Prevalência no ponto:** coeficiente de prevalência que representa a razão entre o número de enfermos na população, em determinado momento, pela população que apresenta risco de adoecer no mesmo momento.
- **Prevalência no período:** além da prevalência no ponto (ou seja, no momento), agrega todos os novos casos que ocorreram durante o período avaliado.

Agora, você conhecerá os prós e os contras obtidos ao utilizar estudos transversais.

Vantagens

Metodologia prática

Você sabe que um estudo pontual trata de dados captados unicamente no momento determinado, de tal forma que poderíamos considerar estudos transversais como uma fotografia do momento epidemiológico investigado, o estudo transversal é considerado uma metodologia prática.

Baixo custo

A pontualidade impacta positivamente nos custos do desenvolvimento de estudos. Ocorre que, com a praticidade no intervalo curto de coleta de dados, existe menor exigência financeira para que essa metodologia seja aplicada. Por isso, os estudos transversais são considerados de baixo custo.

Capacidade descritiva

Por tratar-se de um tipo de estudo que representa um meio de compreensão entre a doença e a identificação de fatores de risco, estudos transversais são considerados ferramentas de considerável capacidade descritiva.

Desvantagens

Viés de memória

Quando falamos em estudos retrospectivos, estamos falando de estudos que exigem informações pregressas sobre o paciente. Ocorre que, em alguns casos, é possível que as informações não sejam fornecidas integralmente por não haver registro ou lembrança de sua existência.

Não identificação da incidência de doenças

Não permitem que a incidência seja calculada, pois o estudo parte da comparação entre indivíduos que já tem a doença. Assim, não é possível estimar o número de novos casos, visto que já existem casos previamente identificados nos grupos.

Impossibilidade de teste de hipóteses

Por tratar-se de um estudo descritivo, apenas testam as variáveis simultaneamente, o que não permite que seja um estudo que possa testar hipóteses.

Estudos transversais e demais estudos observacionais

Saiba que existem outros estudos que também são considerados observacionais. Agora, você identificará as diferenças entre o estudo transversal e estudos de coorte, caso-controle e ecológico.

Para que você perceba com maior clareza as diferenças, veja o Quadro 1.

Quadro 1. Diferenças entre os estudos observacionais.

Transversal (*Cross section*)	Coorte
Estudo pontual. A relação exposição e desfecho são avaliadas no tempo presente.	Estudo de período prolongado. A relação exposição e desfecho podem ser acompanhadas por anos.
A captura de dados é realizada uma única vez.	Os dados são coletados, no mínimo, duas vezes ao longo do estudo.
Custo relativamente menor, considerando o curto período de duração.	Custo alto, considerando o período prolongado de acompanhamento.
Transversal (*Cross section*)	**Caso-controle**
Não permite que hipóteses sejam testadas.	Estudo retrospectivo. A relação exposição e desfecho são acompanhadas partindo do estabelecimento da doença.
A captura de dados é realizada uma única vez.	Ao longo do estudo são coletados os dados pregressos dos pacientes.
Não gera dados sobre a incidência.	Dificuldades na composição do grupo-controle.
Transversal (*Cross section*)	**Ecológico**
Estudo pontual. A relação exposição e desfecho são avaliadas no tempo presente.	Investiga a relação entre exposição e desfecho dentro de um grupo populacional geograficamente específico.
Fornece informações sobre prevalência.	Avalia se as intervenções realizadas por órgãos de saúde resultaram em melhorias na situação de saúde da população que vive na região objeto de estudo.
Maior facilidade na composição dos grupos estudados.	Custo relativamente menor, considerando o curto período de duração.

Leituras recomendadas

ESTUDOS de prevalência. [201?]. Disponível em: <https://posstrictosensu.iptsp.ufg.br/up/59/o/Modulo1-Estudosdeprevalencia.pdf>. Acesso em: 19 jan. 2018.

FLETCHER, R. H.; FLETCHER, S. W.; FLETCHER, S. G. *Epidemiologia clínica*: elementos essenciais. 5. ed. Porto Alegre: Artmed, 2014

LUIZ, R. R.; SRTUCHINER, C. J. *Causalidade e epidemiologia*. Rio de Janeiro: Ed. FIOCRUZ, 2002. Disponível em: <http://books.scielo.org/id/p2qh6/pdf/luiz-9788575412688-04.pdf>. Acesso em: 19 jan. 2018.

SITTA, E. I. et al. A contribuição de estudos transversais na área da linguagem com enfoque em afasia. *Revista CEFAC*, Campinas, v. 12, n. 6, p. 1059-1066, nov./dez. 2010. Disponível em: <http://www.scielo.br/pdf/rcefac/v12n6/14-10.pdf>. Acesso em: 19 jan. 2018.

Estrutura epidemiológica

Objetivos de aprendizagem

Ao final deste texto, você deve apresentar os seguintes aprendizados:

- Identificar o conceito de estrutura epidemiológica e os fatores etiológicos.
- Descrever os fatores de exposição e susceptibilidade em resposta aos agentes etiológicos.
- Reconhecer o ambiente também como fator causal de doenças.

Introdução

Muitas vezes, observamos a definição de saúde como a "ausência de doença", enquanto conceituamos a doença como "falta ou perturbação da saúde". Embora sejam concepções muito simplistas, elas são frequentemente utilizadas. Por outro lado, em vez de considerarmos saúde e doença como componentes de um sistema binário, do tipo presença/ausência, podemos concebê-las como um processo. Nesse processo, o ser humano está sujeito a múltiplas situações, as quais exigem que seu organismo passe por inúmeras compensações e adaptações sucessivas.

De modo relativamente simples, as características gerais do curso de uma doença podem ser descritas, desde que se disponha de um referencial sobre a evolução do processo. Chamamos esse referencial de "história natural da doença". Isso porque a palavra "natural" passa a ideia de progresso sem a intervenção do homem. O homem, por sua vez, poderia modificar o curso da doença por medidas preventivas e curativas.

Embora a história natural da doença já tenha sido muito útil para a abordagem do tema saúde-doença, se trata de um esquema com aspectos positivos e negativos. A partir da história natural da doença, muitos modelos ou classificações surgiram para representar os fatores envolvidos na etiologia, ou seja, na causa da doença e, dessa maneira, facilitar a interpretação de suas inter-relações e a aplicação das ações saneadoras. A escolha do esquema utilizado dependerá de quem o utiliza, do momento e dos objetivos a serem alcançados. Neste capítulo, você vai aprender sobre a **estrutura epidemiológica**, identificar seu conceito e estrutura e fatores etiológicos, além de descrever os fatores de exposição e susceptibilidade em resposta aos agentes etiológicos e reconhecer a importância do ambiente como fator causal das doenças.

Fatores etiológicos e estrutura epidemiológica

Fatores ou agentes etiológicos são os responsáveis por causar uma doença. Eles podem ser classificados em vários grupos, como biológicos (vírus e bactérias), genéticos (mutações de genes e translocações de cromossomos), químicos (nutrientes, drogas, gases, fumo, álcool), físicos (radiação, atrito), psíquicos ou psicossociais (estresse).

A classificação dos fatores etiológicos em três grupos: agente, hospedeiro e ambiente (Figura 1) é bastante aplicada em epidemiologia, especialmente quando se estuda doenças infecciosas. Essa tríade mostra que as relações recíprocas entre "agente-hospedeiro", "agente-meio ambiente" e "hospedeiro-meio ambiente" devem ser detalhadamente examinadas para esclarecer fatores causais, assim como todo o conjunto "agente-hospedeiro-meio ambiente". A representação da Figura 1 sugere que tanto as características do agente quanto as do hospedeiro e do meio ambiente devem ser analisadas quando se estuda um processo de doença. Para sintetizar, podemos dizer que: o comportamento das doenças – principalmente infecciosas – na comunidade varia em cada ponto no tempo e espaço. A determinação desse contínuo estado de mudanças estaria vinculada à forma particular de interação dos diversos fatores relacionados ao agente, meio e hospedeiro, caracterizando o que conceituamos como estrutura epidemiológica.

A estrutura epidemiológica pode ser utilizada para orientar planos e ações de saúde frente às suas desordens. Uma das suas utilizações é na **análise do processo da doença**. Neoplasias, gripes ou outras doenças podem ser investigadas em relação a seus fatores determinantes (etiológicos). Os agentes etiológicos conhecidos são atribuídos ora ao hospedeiro (genéticos e químicos de produção endógena), ora ao ambiente (exógenos, p. ex., consumo de álcool).

Esse modelo também pode ser utilizado para **orientar a localização das intervenções**. Dessa forma, as ações para impedir ou interromper o processo da doença podem ser dirigidas ao indivíduo (p. ex., mudança de hábito ou tratamento quimioterápico), ou ao ambiente (saneamento básico, vigilância sanitária).

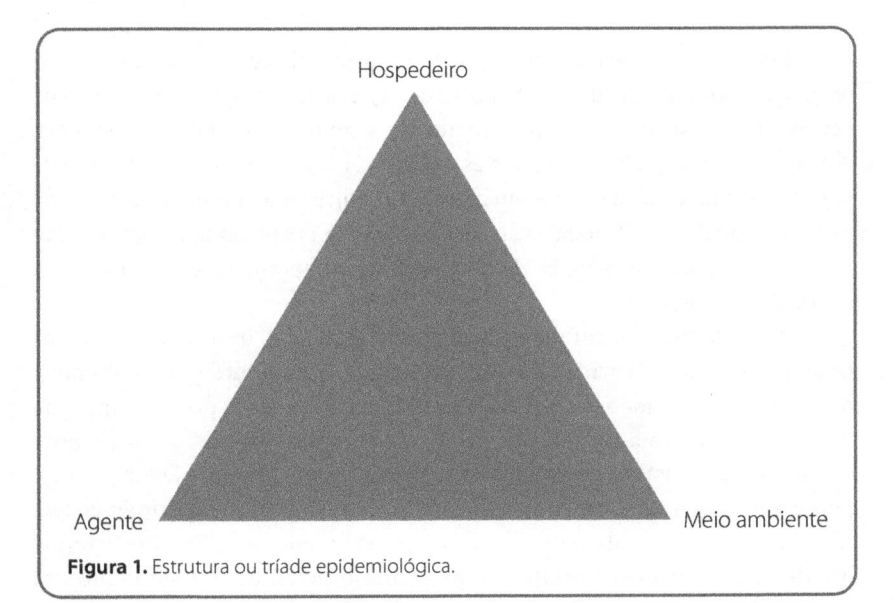

```
                    Hospedeiro
                        △
                       ╱ ╲
                      ╱   ╲
                     ╱     ╲
                    ╱       ╲
                   ╱         ╲
                  ╱           ╲
                 ╱             ╲
                ╱               ╲
               ╱                 ╲
Agente                            Meio ambiente
```
Figura 1. Estrutura ou tríade epidemiológica.

Fique atento

Alguns autores acrescentam mais uma informação à estrutura epidemiológica: os vetores. Eles fazem a interação entre os componentes da tríade. Por exemplo, o mosquito *Aedes aegypti* (vetor e hospedeiro intermediário) transmite o vírus da dengue (fator etiológico biológico) ao homem (hospedeiro definitivo).

Fatores de exposição e susceptibilidade em relação aos fatores etiológicos

Conceitualmente, suscetível significa quando um organismo ou uma população apresenta susceptibilidade à ação de determinado fator. Quando pensamos em agente infeccioso, seria o indivíduo que não possui resistência a determinado agente patogênico, portanto, pode contrair a doença. A partir desse conceito, podemos inferir que a susceptibilidade é a característica do hospedeiro em relação à infecção ou invasão de seu organismo pelo agente causador (patógeno).

Sabemos que as pessoas se expõem de forma diferente às agressões externas. Embora os padrões de resposta do organismo às agressões, dentro de certos limites, sejam previsíveis, também existem as variações individuais. A variação de resposta frente aos estímulos serve para explicar o motivo de alguns indivíduos desenvolverem a doença e outros não, quando expostos de maneira semelhante. Entender as variações de resposta ainda é uma questão a ser completamente esclarecida pela ciência, embora já se saiba um pouco sobre alguns fatores.

Um dos fatores que afetam a susceptibilidade dos indivíduos é o componente genético. Várias afecções têm um componente genético capaz de sobrepor a influência dos demais fatores. É o caso, por exemplo, da hemofilia e da anemia falciforme. Essas e muitas outras doenças possuem a característica de se concentrar na mesma família. Diante disso, percebemos que há a transmissão hereditária, embora outras influências também possam ser atribuídas, desde que os membros da família estejam igualmente expostos. Portanto, o patrimônio genético é visto como um potencial pré-determinado, que desenvolverá em função das oportunidades – ou seja, do ambiente.

Além do componente genético, sabemos que o organismo humano tem características anatômicas ou fisiológicas, inatas ou adquiridas, que resultam em resistência às agressões. É mais comum verificarmos a resistência contra as infecções, embora ela também possa ocorrer frente a condições não infecciosas. Como fatores de resistência à invasão de patógenos, temos a integridade da pele e das mucosas, as diversas secreções do organismo, o sangue e os vasos linfáticos, entre outros. Além desses fatores, possuímos a imunidade específica, embasada na presença de anticorpos.

O processo de crescimento, desenvolvimento, maturação e envelhecimento das pessoas influencia na proteção oferecida pelos mecanismos biológicos. Há épocas em que o organismo está menos protegido, como no caso da idade avançada, ou quando outras condições estão presentes, como má nutrição e alcoolismo. Outras situações, como modificações no ritmo de trabalho, sono ou estado emocional também predispõem à diminuição da proteção.

Além das questões anatômicas e fisiológicas, o estilo de vida faz muita diferença na proteção contra os agentes etiológicos. Sabe-se que os hábitos e condutas constituem fatores de proteção ou risco frente aos agravos à saúde. Por exemplo, abster-se de fumo ou drogas, exercitar-se regularmente, alimentar-se de forma saudável e proteger-se do estresse são favoráveis para maior proteção do organismo.

> **Saiba mais**
>
> A **epidemiologia genética** estuda a interação entre a epidemiologia e a genética, procurando investigar questões de hereditariedade e doenças, sobretudo em parentes e grupos étnicos definidos, com o intuito de esclarecer aspectos etiológicos e ajudar a aumentar as possibilidades de intervenção e controle.

O ambiente como fator causal de doenças

Além dos fatores intrínsecos, relativos ao hospedeiro, os fatores extrínsecos, relativos ao ambiente, exercem influência sobre a saúde do indivíduo. Costuma-se classificar o ambiente em físico, biológico e social.

O ambiente físico é constituído do mundo inanimado que nos cerca, com sua ação direta ou indireta sobre a saúde. Conforme sejam as características do ambiente físico, ele pode facilitar ou dificultar a vida humana e determinar, de forma significativa, a constituição da flora e da fauna típica de cada local. Exemplos de características do ambiente físico são a umidade relativa do ar, a altitude e a temperatura, que podem influenciar a multiplicação de vetores e a sobrevivência de parasitas.

O meio ambiente biológico é representado pelos seres vivos existentes na Terra. Esses seres podem atuar como agentes, vetores e reservatórios de doenças. Determinadas condições ecológicas são capazes de concentrar doentes em certas áreas, em vista da distribuição de agentes biológicos, vetores, reservatórios, humanos infectados e suscetíveis. Apesar da distribuição regional ser mais evidente em relação às doenças transmissíveis, há outras com forte associação com o ambiente biológico, como o ofidismo, dependente da distribuição de serpentes peçonhentas e a intoxicação por plantas venenosas.

As condições geográficas e ecológicas, além de influenciarem a distribuição diversificada da flora e da fauna, também afetam a distribuição espacial da população e, consequentemente, a densidade demográfica. A circulação dos indivíduos, cada vez maior e mais rápida, juntamente com o aumento do número de habitantes do planeta, permite que o intercâmbio potencial de agentes seja maior. Contudo, os avanços científicos e tecnológicos, bem como o aumento dos níveis educacionais tendem a contrabalançar esse risco em potencial. O controle do ambiente biológico já é amplamente praticado pela humanidade, o que pode ser observado no emprego de substâncias químicas (pesticidas) e da competição biológica. Por outro lado, se o controle do ambiente biológico traz benefícios, ele também pode trazer prejuízos como a poluição.

No ambiente social estão os fatores relacionados com as características sociais, econômicas, políticas e culturais. É no ambiente social que estão as relações que se estabelecem entre as pessoas, segundo suas inserções no processo produtivo. A organização da sociedade é a consequência da interação humana. A partir disso, surgem as desigualdades de renda, nível educacional, ocupação, oportunidade de trabalho, entre outros. As comunidades também apresentam diferenças em relação ao poder aquisitivo e a fatores relacionados a ele, como maior ou menor cobertura por sistemas de saneamento ou por serviços de atenção à saúde. A desigualdade social não atua somente como causa básica e associada a agravos à saúde, mas também como determinante dos tipos e da intensidade de medidas preventivas e curativas utilizadas para intervir no processo da doença. Por causa disso, a determinação social das doenças é um dos grandes temas de discussão no atual cenário mundial.

Saiba mais

Nos links a seguir, você poderá saber mais sobre os seguintes assuntos:
Surto, epidemia, endemia e pandemia:

https://goo.gl/XRvhAa

História natural da doença, conforme postulado por Leavell & Clark:

https://goo.gl/ormDqF

Princípios de epidemiologia para o controle de enfermidades:

https://goo.gl/snxAE6

Exemplo

Interação entre fatores do indivíduo e do meio ambiente: crescimento e desenvolvimento de crianças. O crescimento físico e o desenvolvimento mental de crianças podem ser concebidos como um potencial conferido ao novo ser na época da concepção. Em condições ótimas de nutrição e saúde, é provável que todo o potencial seja utilizado. Em situações de limitação crônica de alimentos ou na presença de determinadas doenças durante a infância, apenas parte dele será usado, ficando prejudicado o processo de crescimento e de desenvolvimento. A baixa estatura de adultos é, frequentemente, a expressão final dessa limitação.

Interação entre herança genética e ambiente: fenilcetonúria. A fenilcetonúria é uma afecção que causa deficiência mental grave se não for diagnosticada e tratada precocemente. É uma das doenças incluídas na categoria de erros inatos do metabolismo, geneticamente transmitidos. Nessa condição, o organismo humano tem dificuldade em converter a fenilalanina em tirosina. O acúmulo de fenilalanina, por meio da dieta normal, causa lesão cerebral irreversível. Uma dieta especial pobre desse aminoácido é suficiente para evitar o dano e permitir o crescimento normal. Assim, o diagnóstico precoce, aliado à alteração da dieta – um componente do meio ambiente – faz com que se impeça a exteriorização de um traço geneticamente predeterminado.

Referências

ALMEIDA FILHO, N. de; ROUQUAYROL, M. Z. *Introdução à epidemiologia*. 4. ed. Rio de Janeiro: Guanabara Koogan, 2006.

BUCHALLA, C. M. *Epidemiologia das doenças infecciosas e surto*. 2017. Disponível em: <https://edisciplinas.usp.br/pluginfile.php/3118198/mod_resource/content/1/Aula%20 4%20Epi%20Doen%C3%A7as%20Infecciosas%20e%20Surto.pdf>. Acesso em: 20 dez. 2017.

DOENÇAS infecciosas e transmissão de doenças: conceitos básicos. Disciplina Fundamentos de Epidemiologia, UFRJ. Rio de Janeiro, 2017. Disponível em: <http://www.iesc.ufrj.br/cursos/cursos/pluginfile.php/813/mod_resource/content/5/AComplementar%201%20Doen%C3%A7as%20Infecciosas%20e%20Trasmiss%C3%A3o%20de%20 doen%C3%A7as.pdf>. Acesso em: 20 dez. 2017.

DOMINGUES, P. F. *Considerações sobre epidemiologia*. Disciplina Higiene Zootécnica, UNESP. Botucatu, SP, [200-?]. Disponível em: <http://www.fmvz.unesp.br/paulodomingues/graduacao/aula2-texto.pdf>. Acesso em: 20 dez. 2017.

KALE, P. L.; COSTA, A. J. L. *Estrutura epidemiológica dos problemas de saúde*: o agente, o hospedeiro e o ambiente. Disciplina Epidemiologia e Saúde Pública, UFRJ. Rio de Janeiro, 2010. Disponível em: <http://www.iesc.ufrj.br/cursos/Epi_SaudePublica/2010/epi_saude_publica_aula1%20(agente_hospedeiro-ambiente)%202010.pdf>. Acesso em: 20 dez. 2017.

ORGANIZAÇÃO PAN-AMERICANA DA SAÚDE. *Módulo de princípios de epidemiologia para o controle de enfermidades*: módulo 2: saúde e doença na população. Brasília, DF: Organização Pan-Americana da Saúde, 2010. Disponível em: <http://bvsms.saude.gov.br/bvs/publicacoes/modulo_principios_epidemiologia_2.pdf>. Acesso em: 20 dez. 2017.

PEREIRA, M. G. *Epidemiologia*: teoria e prática. 6. ed. Rio de Janeiro: Guanabara Koogan, 2002.

WALDMAN, E. A.; ROSA, T. E. da C. *Vigilância em saúde pública*: livro 07. [200-?]. Disponível em: <http://portalses.saude.sc.gov.br/arquivos/sala_de_leitura/saude_e_cidadania/ed_07/05_01_01.html>. Acesso em: 20 dez. 2017.

Indicadores de saúde coletiva

Objetivos de aprendizagem

Ao final deste texto, você deve apresentar os seguintes aprendizados:

- Reconhecer os principais conceitos dos indicadores de saúde.
- Identificar a validade (capacidade de medir o que se pretende) e confiabilidade (reproduzir os mesmos resultados) dos indicadores de saúde.
- Explicar as correlações dos indicadores de saúde e de políticas públicas.

Introdução

Na saúde coletiva, a informação baseada em dados válidos e confiáveis é muito importante para análise da situação de saúde da população.

Você sabia que a busca por informações inicia nos registros sistemáticos de dados de mortalidade e de sobrevivência?

Além desses, há outros indicadores, como dados de morbidade, incapacidade, acesso a serviços, qualidade da atenção, condições de vida e fatores ambientais, que também nos auxiliam a compreender a situação sanitária da população e servem para a vigilância das condições e dos serviços de saúde.

Neste capítulo, você vai estudar os principais conceitos de indicadores de saúde coletiva.

Compreendendo o conceito de indicadores de saúde

De modo amplo, é possível definir a **Epidemiologia** como uma ciência que atua no entendimento dos processos saúde-doença. Esse entendimento ocorre via análise de elementos associados à população, aos fatores de risco e ao ambiente, de forma que viabilize a obtenção de informações que possibilitem o desenvolvimento de ações voltadas à prevenção, controle e erradicação de doenças, a partir de dados que fundamentam o delineamento, modo de gestão, execução e avaliação da eficácia das ações em saúde.

Contudo, para que ocorra a melhoria nas condições de saúde é importante traçar um perfil mais fidedigno possível das circunstâncias que compõem o panorama de saúde em determinado grupo ou região. Isso ocorre por meio do diagnóstico de saúde, que é composto pela coleta de dados sobre o grupo objeto de estudo. Tais dados são registros que contêm informações sobre a população, situação socioeconômica, ambientais abrangendo ainda os serviços de saúde, e é a partir da coleta de dados que o panorama de saúde de uma população é definido. Isso porque, ao combinar os diversos dados colhidos é possível obter os indicadores de saúde.

Indicador de saúde se refere às medidas que sintetizam informações sobre características da situação de saúde, bem como aponta a efetividade do sistema de saúde. Quando associados, os indicadores apontam as condições sanitárias da população estudada e auxiliam na vigilância da qualidade da saúde. Assim, os indicadores constituem uma via de avaliação da condição de saúde atual; permitem avaliar a evolução da saúde das populações ao longo do tempo e traçar diversos comparativos.

Existem diferentes modos de compor um indicador, de forma que podemos considerar como ele é desde a simples coleta do número total de casos de uma doença, até cálculos mais elaborados, como razões, taxas ou proporções.

A seguir, você compreenderá o que cada um dos tipos de indicadores citados representa e conhecerá como são compostos os cálculos dos principais indicadores de saúde:

1. Proporções:

Representa a parcela de casos dentro do grupo populacional investigado. É um indicador que aponta a relevância do caso observado. Pela inexistência da utilização de denominadores, as proporções são indicadores considerados mais simples. Além disso, são de fácil entendimento, uma vez que tratam de valores expressos em porcentagem. Desse modo, a partir de uma regra de três, é possível definir, partindo de um total de 100 pessoas, quantas apresentam o desfecho investigado, como no indicador:

- Mortalidade de acordo com a faixa etária: o cálculo parte do total de óbitos, e após a estratificação do número de óbitos, dentro da faixa de idade que se deseja investigar, é feito uma regra de três, em que o número total de óbitos corresponde a 100% dos casos, e o número total de mortes dentro da faixa etária estudada corresponderá a variável a ser calculada, "X". Os exemplos mais conhecidos são a mortalidade infantil e a mortalidade acima de 50 anos.

2. Coeficientes (taxas):

Representa, numericamente, a estimativa de risco de ocorrência de um evento na população investigada. De modo genérico, é possível dizer que o coeficiente é composto, basicamente, por um denominador, que representa o número de indivíduos em uma população que corre risco de sofrer o evento avaliado. Já o numerador apresenta o número de indivíduos que sofreu o evento avaliado. A seguir, você conhecerá os principais indicadores obtidos por meio de coeficientes.

- Coeficiente de morbidade:
    - **Incidência de doença**: estima o risco do estabelecimento de novos casos de uma doença em uma população. É calculado a partir da seguinte fórmula:

$$\frac{\text{Novos casos da doença em determindada comunidade e tempo} \times 10^n}{\text{Número de habitantes no mesmo período}}$$

10^n corresponde à base do coeficiente. Trata-se de uma unidade de referência que corresponde ao número de habitantes, sendo considerado um número arbitrário.

> **Exemplo**
>
> Para calcular o coeficiente de incidência de sífilis em indivíduos moradores do município X do Estado de São Paulo, no ano de 2011:
> Casos de sífilis no município X em 2011: 370
> População do município X: 399.280
> 10^n: 10.000
>
> $$Coeficiente\ de\ incidência = \frac{370 \cdot 10.000}{399.280}$$
>
> Coeficiente de incidência de sífilis no município X em 2011 = 9,26/10.000 habitantes.
> Ou seja: no ano de 2011, no município X a cada 10.000 habitantes 9,26 tiveram sífilis.

- **Prevalência de doença**: somatório de casos novos e antigos presentes na população estudada em um intervalo de tempo específico. Por utilizar esse cálculo também nos casos antigos da doença, é possível afirmar que o coeficiente de prevalência sofre importante influência do período de duração média da doença. Isso porque, quão maior for o período que a doença prevalecer, maior será esse índice, uma vez que permanecerão os casos antigos por muito tempo associados ainda aos novos casos.

$$\frac{\text{Total de casos novos e antigos da doença em determindada população e tempo} \cdot 10^n}{\text{Número de habitantes no mesmo período}}$$

3. Razões:

Medem a relação entre duas variáveis com unidade de medida e natureza semelhantes, e no numerador temos um grupo que exclui aquele presente no denominador.

> **Exemplo**
>
> A razão entre o número de casos de sífilis no sexo feminino, e o número de casos de Aids no sexo masculino.

Características de indicadores de saúde

Agora que você compreendeu o que são indicadores de saúde, é importante entender que, para que eles sejam eficazes na representação da situação de saúde da população, você deve levar em conta que a expressão fidedigna das condições de saúde da população avaliada deve ser avaliada a partir de uma abordagem pluralista. Sendo assim, é possível concluir que esse tipo de abordagem exige a utilização de mais de um indicador, uma vez que, observados isoladamente, não têm a capacidade de demonstrar todos os ângulos necessários.

Soma-se a isso, a necessidade que os dados apresentem um grupo de critérios que validam as informações por eles fornecidas. Agora, conheça cada um desses critérios e sua importância associada aos indicadores:

- Confiabilidade: também conhecido como reprodutibilidade ou fidedignidade. Corresponde à capacidade que a medida de um indicador tem de, sendo repetida inúmeras vezes, apresentar resultados muito semelhantes.
- Cobertura: critério que aponta quão representativo é um indicador. Trata-se de um item importante, pois quanto maior a representatividade, mais apropriado é considerado o indicador.
- Validade: critério que indica quão apropriada a escolha do indicador é, por sua capacidade de demarcar a condição, enfermidade ou evento que é objeto de estudo.
- Apontamentos éticos: critério que refere à necessidade de proteger os indivíduos integrantes dos estudos de forma que a coleta de informações não resulte em qualquer tipo de prejuízos ou exposição de dados pessoais.
- Praticidade: para que a coleta de informações seja executada de modo eficaz, de forma que não atrapalhe o levantamento de dados, é importante que questões burocráticas sejam avaliadas. Assim, deve-se levar em conta se a coleta de dados para composição do indicador de

interesse é de fácil obtenção, tem custo acessível, é simples e flexível e se a tecnologia empregada apresenta capacidade de processamento eficiente dos dados capturados.

Os indicadores na saúde pública

Existem vários critérios que devem compor um indicador para que este seja considerado válido. Mas, você consegue compreender qual o propósito central a que se destinam esses indicadores? O cerne do uso de indicadores de saúde parte do seu papel como embasamento para ações de saúde pública.

Primeiro, é possível que você associe o termo ações de saúde apenas com programas de prevenção e controle de doenças e agravos. Contudo, os indicadores também atuam como instrumento de avaliação da eficácia de ações em saúde, após sua implantação.

Ao utilizar a combinação de variados indicadores de saúde, selecionados de acordo com o perfil de informações que se investiga, os órgãos de saúde públicos conseguem definir e avaliar os padrões existentes em uma população. Para isso, o grupo de indicadores utilizados devem traduzir as condições de saúde da população estudada.

Exemplo

Indicadores como coeficiente de mortalidade infantil, coeficiente de mortalidade por doenças transmissíveis, esperança de vida ao nascer, razão de mortalidade proporcional e coeficiente geral de mortalidade são exemplos de indicadores que permitem enxergar o quadro de saúde dos grupos analisados.

Isso porque, a sucessiva coleta de dados desses indicadores ao longo dos anos possibilita traçar uma linha do tempo em que se pode observar a evolução dos parâmetros de saúde.

A partir do entendimento dos resultados apresentados nos indicadores, os órgãos de saúde pública, partindo desse panorama, conseguem apontamentos que permitem rastrear os fatores que conduziram ao perfil de saúde apresentado nos resultados.

> **Exemplo**
>
> As condições de saneamento básico são um exemplo de indicador que permite enxergar os possíveis fatores atrelados às condições de saúde apresentadas pelos indicadores nos grupos analisados.
> Isso porque condições precárias de saneamento básico estão intimamente atreladas ao prejuízo nas condições de saúde, uma vez que aumenta muito as chances de dispersão de doenças.

Para entender os fatores atrelados ao aumento dos índices relacionados às doenças estudadas, o segundo passo é iniciar o delineamento de estratégias para melhoria das condições de saúde, e consequentemente, dos indicadores. Nessa fase, é importante compreender como se caracteriza a qualidade da prestação de serviços pelas instituições de saúde que atendem a comunidade.

> **Exemplo**
>
> O número de profissionais de saúde, de unidades básicas de saúde, de leitos hospitalares, de consultas e exames disponíveis para população estudada são indicadores que mensuram os recursos em saúde disponíveis para atendimento da população.
> Isso porque permite compreender se as más condições de saúde de uma população seriam resultado de contingente e infraestrutura insuficientes ou se estes estariam proporcionais à população estudada, porém, a gestão deveria ser repensada para melhorar os fluxos de trabalho e, assim, a implantar as estratégias de modo efetivo.

Após a estruturação e implantação das estratégias que integrarão os programas de saúde, é importante reavaliar os indicadores novamente. Assim, a coleta de dados para os indicadores é repetida para verificar a efetividade das ações desenvolvidas pelos órgãos de saúde.

Por fim, é possível concluir, a partir dos itens previamente discutidos, que os indicadores têm importante papel em várias instâncias da saúde pública, desde o fornecimento de informações que irão compor o embasamento teórico para compreender o momento de saúde da comunidade estudada, os possíveis fatores envolvidos das condições de saúde detectadas, a avaliação das ações de saúde desenvolvidas para melhoria e, por fim, mas não menos importante, a definição de prioridades.

Os indicadores permitem aos órgãos de saúde, entender quais populações apresentam maior grau de vulnerabilidade associada à saúde. Desse modo, possibilita que sejam elencadas as prioridades de atenção, e com isso, direcionamento de recursos financeiros.

Leituras recomendadas

GALLEGUILLOS, T. G. B. *Epidemiologia*: indicadores de saúde e análise de dados. São Paulo: Saraiva, 2014.

HELMAN, C. G. *Cultura, saúde e doença*. Porto Alegre: Artmed, 2009.

JANNUZZI, P. *Indicadores e sistema de informação*: conceitos básicos. [S.l.]: ENAP, 2005. Disponível em: <http://www.dhnet.org.br/direitos/indicadores/sistema_br/januzzi_indicadores_sociais_sist_inform.pdf>. Acesso em: 27 jan. 2018.

MALIK, A. M.; SCHIESARI, L. M. C. *Qualidade na gestão local de serviços e ações de saúde*. Florianópolis: Saúde e Cidadania, c2018. Disponível em: <http://portalses.saude.sc.gov.br/arquivos/sala_de_leitura/saude_e_cidadania/ed_03/05.html>. Acesso em: 27 jan. 2018.

MERCHAN-HAMANN, E.; TAUIL, P. L.; COSTA, M. P. Terminologia das medidas e indicadores em epidemiologia: subsídios para uma possível padronização da nomenclatura. *Informe Epidemiológico do Sus*, Brasília, DF, v. 9, n. 4, p. 276-284, dez. 2000. Disponível em: <http://scielo.iec.gov.br/scielo.php?script=sci_arttext&pid=S0104-16732000000400006>. Acesso em: 27 jan. 2018.

SANTA CATARINA. Secretaria de Estado da Saúde. *Conceitos e critérios*. Florianópolis, c2018. Disponível em: <http://www.sc.ripsa.org.br/php/level.php?lang=pt&component=91&item=2>. Acesso em: 27 jan. 2018.

Indicador e índice

Objetivos de aprendizagem

Ao final deste texto, você deve apresentar os seguintes aprendizados:

- Definir o que é indicador e índice em epidemiologia.
- Listar os diferentes tipos de indicadores e índices em epidemiologia.
- Descrever a diferença entre indicador e índice em saúde.

Introdução

Indicador e índice são termos que eram empregados como sinônimos no passado, porém atualmente são usados com significados diferentes. O indicador inclui apenas um aspecto, por exemplo a mortalidade, enquanto o índice expressa situações multidimensionais, pois considera em uma única medida diferentes aspectos ou diferentes indicadores. Tanto o indicador quanto o índice podem referir-se à um indivíduo ou a uma população inteira. Essas medidas fornecem informações que podem subsidiar a tomada de decisão em saúde, a fim de auxiliar as comunidades e as populações, pois além de fornecer o diagnóstico de uma situação populacional também podem fornecer prognósticos e acompanhar os desfechos ao longo do tempo.

Neste capítulo, você vai ver a definição de índice e indicador, além de aprofundar os conhecimentos da aplicação dessas duas medidas na epidemiologia. Apesar de existir essa diferença entre indicador e índice, por convencionalidade costuma-se usar a expressão "indicador de saúde" para designar todo o campo de conhecimento comum entre os dois.

Indicadores de saúde

Os indicadores de saúde refletem as características de um indivíduo ou de uma população. Segundo Pereira (2014), o termo indicador é utilizado para representar ou medir aspectos não sujeitos à observação direta; o processo de saúde-doença, neste caso, assim como a normalidade, a qualidade de vida e a felicidade.

Segundo Rouquayrol e Gurgel (2013), os indicadores são índices ajuizados pela sociedade e especialmente selecionados pelo observador para a função de auxiliar na tomada de decisão, ou seja, o indicador é o índice crítico capaz de orientar a tomada de decisão em prol das evidências ou providências.

Conforme Almeida Filho e Rouquayrol (2006), os indicadores epidemiológicos expressam a relação entre o subconjunto de doentes e o conjunto de membros da população. Já Merchán-Hamann, Tauil e Costa (2000), descrevem o termo indicador como uma categoria mais abrangente, enfatizando sua capacidade de revelar determinado aspecto da situação do processo de saúde-doença. Os indicadores designam qualquer medida contada ou calculada e mesmo qualquer observação classificável capaz de diagnosticar ou revelar uma situação que não é aparente por si só. Assim, é conveniente enfatizar que os indicadores podem surgir de observações nas dimensões qualitativa e quantitativa, embora, tradicionalmente, suas fórmulas e conceitos lhes associem mais à dimensão quantitativa.

Seguidos os preceitos éticos, os indicadores de saúde são utilizados quando se mostram relevantes, ou quando são capazes de retratar com fidedignidade e praticidade, os aspectos da saúde individual ou coletiva para os quais foram propostos (PEREIRA, 2014).

Devido à complexidade do conceito de saúde, não existe um indicador único para diagnosticar e prover prognósticos em saúde que possa ser utilizado em todas as ocasiões. Por isso, são utilizados diferentes indicadores, embora muito próximo um dos outros, até mesmo correlacionando-se entre si. Ainda, devido ao grande número de indicadores, é impraticável aplicar todos simultaneamente, por isso a escolha do indicador ideal é muito importante.

Para a escolha do melhor indicador a ser empregado, deve-se considerar os objetivos de cada situação, a questão cientifica formulada, os aspectos metodológicos, obediência a preceitos éticos e operacionais, como a validade, confiabilidade (reprodutibilidade ou fidedignidade), representatividade (cobertura), e o ângulo técnico-administrativo que considera a oportunidade, simplicidade, facilidade de obtenção e custo compatível (PEREIRA, 2014).

Exemplo

Exemplos de alguns indicadores de saúde amplamente utilizados:

Indicador	Forma de quantificar
Taxa de fatalidade	Proporção de pacientes que morrem de uma doença
Coeficiente de Mortalidade Geral (CMG)	Total de óbitos registrados em certa área durante o ano/população da área ajustada para o meio do ano x 1000
Coeficiente de mortalidade por determinada doença (CMD)	Número de óbitos por determinada doença ocorridos na população em determinada área no ano/população da área ajustada para o meio do ano x 100.000
Taxa de complicações	Proporção de pacientes que tem complicação de uma doença ou de seu tratamento
Coeficiente de mortalidade perinatal (CMPN)	Perdas fetais (22 semanas ou mais de gestação) + número de óbitos de crianças de 0 a 7 dias em certa área durante o ano/total de nascidos vivos nesta área durante o ano + perdas fetais (22 semanas ou mais de gestação) x 1000
Coeficiente de Mortalidade Infantil (CMI)	Número de óbitos de menores de 1 ano em certa área durante o ano/total de nascidos vivos nessa área durante o ano x 1000
Coeficiente de Letalidade (CL)	Número de óbitos de determinada doença em determinado período de tempo/número de casos dessa doença nesse mesmo período de tempo x 100
Coeficiente de mortalidade materna (CMM)	Número de óbitos por causas ligadas à gestação, parto e puerpério em determinada área no ano/nascidos vivos no mesmo período x 100.000
Coeficiente de natalidade geral (CNG)	Número de nascidos vivos em determinada área no ano/população da área ajustada para o meio do ano x 1000
Coeficiente geral de fecundidade (CGF)	Número de nascidos vivos em uma determinada área no ano/população de mulheres de 15-49 anos de idade no mesmo período x 1000

Fonte: Adaptado de Fletcher, R., Fletcher, S. e Fletcher, G. (2014) e Rouquayrol e Gurgel (2013).

Principais indicadores de saúde

Os indicadores de saúde podem ser positivos (quanto maior melhor) ou negativos (quanto maior pior) para a população. Alguns indicadores não são diretamente positivos ou negativos, mas podem estar associados a esses significados, como a natalidade e fecundidade, por exemplo. Ainda, segundo Pereira (2014), os indicadores podem ser classificados como os que se referem às condições de saúde das pessoas, às condições do meio ambiente e às condições dos serviços de saúde.

Os principais indicadores de saúde referem-se aos desfechos brutos na população: natalidade; esperança de vida ao nascer; qualidade de vida; potenciais anos de vida perdidos; expectativa de vida e mortalidade.

Os indicadores epidemiológicos podem também ser classificados descritivamente, de acordo com o tipo de evento referido, como medidas de morbidade e de mortalidade, que se referem, respectivamente, às amostras da população formadas por indivíduos que adquiriram doenças ou morreram em determinado intervalo de tempo. Obviamente, a morte/óbito é um evento pontual e absoluto, só é possível estimar a incidência (ALMEIDA FILHO; ROUQUAYROL, 2006).

Segundo Almeida Filho e Rouquayrol (2006), morbidade e mortalidade constituem os principais indicadores empregados na epidemiologia para abordar o estado de saúde da população. No entanto, tanto a morbidade como a mortalidade podem ser calculados de várias formas, ou por meio de diversos indicadores.

Saiba mais

A estrutura de um coeficiente considera os seguintes itens:

Coeficiente = número de casos/população sob risco × constante

Sendo que no numerador são colocados os casos de doença, incapacidade, óbito, ou seja, as determinadas características em estudo. No denominador são consideradas as populações sob o risco de determinada situação em estudo, ou seja, é o grupo de onde vieram os casos.

A constante pode ser qualquer múltiplo de 10 que evite números decimais e melhor expresse o resultado final (100, 1000, 10.000, e assim consecutivamente). A constante serve para evitar que o resultado seja expresso com menor número de decimais, basicamente é para facilitar a leitura. (PEREIRA, 2014; MERCHÁN-HAMANN; TAUIL; COSTA, 2000).

Geralmente, considera-se o indicador de morbidade o que segue:

Coeficiente de morbidade = (número de casos de uma doença em tempo determinado/população específica de onde provêm os doentes em tempo determinado) × constante (10^n)

No entanto, a prevalência é um termo descritivo da força com que subsistem as doenças nas coletividades, portanto a prevalência também é um indicador de morbidade. A prevalência pode ser expressa em frequência absoluta dos casos de doentes, mas essa medida mostra-se pouco robusta para ser considerada indicador de saúde. Por outro lado, a taxa/razão de prevalência constitui uma medida que permite estimar e comparar, considerando tempo e espaço a ocorrência de uma determinada doença em um grupo determinado (ALMEIDA FILHO; ROUQUAYROL, 2006).

Sendo assim considera-se:

Coeficiente de prevalência = (número de casos conhecidos de determinada doença em tempo determinado/população específica de onde provêm os doentes em tempo determinado) × constante (10^n)

Já a incidência de doenças em determinada população significa a ocorrência de novos casos relacionados à unidade de intervalo de tempo, ou seja, a intensidade com que estão surgindo novos doentes (em determinada amostra e em determinado tempo) (ALMEIDA FILHO; ROUQUAYROL, 2006).

Coeficiente de incidência = (número de casos novos de determinada doença em determinada comunidade em certo período de tempo/número de pessoas suscetíveis à doença e expostas ao risco de adquirir a doença no referido período de tempo) × constante (10^n)

> **Fique atento**
>
> Os indicadores mais descritos em epidemiologia são as medidas de prevalência e de incidência dos eventos em saúde.
> A prevalência expressa a proporção que, em determinado momento do tempo, é portadora do evento de interesse em relação ao total **("está doente")**.
> A incidência expressa a ocorrência de eventos incidentes (novos) em determinado período de tempo **("ficou doente")**.

Os indicares de mortalidade podem ser definidos como a razão entre frequências absolutas de óbitos de sujeitos expostos ao risco de morrer. Associados a outros coeficientes e índices podem avaliar o estado sanitário de áreas determinadas. Podem ser utilizados para essa representação: Taxa de Mortalidade Geral ou Taxas de Mortalidade Específicas (ALMEIDA FILHO; ROUQUAYROL, 2006).

Tabela 1. Óbitos por residência, por região, segundo o capítulo CID-10 no Brasil no ano de 2015

Capítulo CID-10	1 Região Norte	2 Região Nordeste	3 Região Sudeste	4 Região Sul	5 Região Centro-oeste	Total
TOTAL	77.944	337.712	573.965	191.172	83.381	1.264.174
I. Algumas doenças infecciosas e parasitárias	3.979	14.521	25.386	7.388	3.748	**55.022**
II. Neoplasias (tumores)	10.573	45.632	99.930	40.163	13.482	**209.780**
III. Doenças sangue órgãos hemat e transt imunitár	486	1.988	2.860	730	442	**6.506**

(Continua)

(Continuação)

Tabela 1. Óbitos por residência, por região, segundo o capítulo CID-10 no Brasil no ano de 2015

Capítulo CID-10	1 Região Norte	2 Região Nordeste	3 Região Sudeste	4 Região Sul	5 Região Centro-oeste	Total
TOTAL	**77.944**	**337.712**	**573.965**	**191.172**	**83.381**	**1.264.174**
IV. Doenças endócrinas nutricionais e metabólicas	5.359	25.275	29.782	10.879	4.940	**76.235**
V. Transtornos mentais e comportamentais	450	3.916	5.575	1.730	887	**12.558**
VI. Doenças do sistema nervoso	1.340	6.980	17.459	6.668	2.274	**34.721**
VII. Doenças do olho e anexos	2	6	10	1	2	**21**
VIII. Doenças do ouvido e da apófise mastoide	13	46	73	10	5	**147**
IX. Doenças do aparelho circulatório	17.889	92.681	163.509	53.565	21.998	**349.642**
X. Doenças do aparelho respiratório	7.585	34.541	74.601	23.128	9.686	**149.541**
XI. Doenças do aparelho digestivo	3.434	17.031	29.864	9.411	4.462	**64.202**
XII. Doenças da pele e do tecido subcutâneo	225	1.361	2.712	447	225	**4.970**

(Continua)

(Continuação)

Tabela 1. Óbitos por residência, por região, segundo o capítulo CID-10 no Brasil no ano de 2015

Capítulo CID-10	1 Região Norte	2 Região Nordeste	3 Região Sudeste	4 Região Sul	5 Região Centro-oeste	Total
TOTAL	**77.944**	**337.712**	**573.965**	**191.172**	**83.381**	**1.264.174**
XIII. Doenças sist osteomuscular e tec conjuntivo	269	1.235	2.679	842	360	**5.385**
XIV. Doenças do aparelho geniturinário	1.713	7.981	20.089	4.595	2.171	**36.549**
XV. Gravidez, parto e puerpério	217	624	685	215	155	**1.896**
XVI. Algumas afec originadas no período perinatal	2.789	7.318	7.872	2.464	1.719	**22.162**
XVII. Malf cong deformid e anomalias cromossômicas	1.096	3.015	4.411	1.482	985	**10.989**
XVIII. Sint sinais e achad anorm ex clín e laborat	6.188	24.348	32.114	6.593	2.470	**71.713**
XX. Causas externas de morbidade e mortalidade	14.337	49.213	54.354	20.861	13.370	**152.135**

Fonte: Brasil ([201-?]).

Outros indicadores podem fazer referência à mortalidade, como o Coeficiente de Mortalidade Infantil que mensura o risco de morte para crianças menores de um ano ou a Taxa de Mortalidade Materna, por exemplo.

Segundo Almeida Filho e Rouquayrol (2006), um coeficiente que é considerado um micro indicador decorrente da mortalidade é o Coeficiente de Letalidade, este não tem como denominador nem o total de óbitos, nem o conjunto total da população, mas sim o subconjunto de doentes específico para cada doença. O Coeficiente de Letalidade é expresso em termos percentuais e permite avaliar a gravidade de uma doença, considerando idade, sexo e condições socioeconômicas da região onde ocorre.

Segundo Almeida Filho e Rouquayrol (2006), atualmente, sabe-se que as populações de países economicamente desenvolvidos gozam, em geral, de melhores condições de saúde e consequentemente vivem mais, do que as populações provenientes de regiões subdesenvolvidas. Sendo assim, existe uma relação direta entre a morbidade e a mortalidade (traduzida em variações da esperança de vida). Além do número de anos vividos, importa considerar a qualidade e plenitude (funcionalidade) desses anos vividos.

Portanto, vários indicadores de saúde têm sido propostos para avaliar de forma integral a duração e qualidade de vida, destes podemos destacar com fundamental importância os indicadores de Anos de Vida Ajustados por Qualidade de Vida (AVAQ) e Anos de Vida Perdidos por Incapacidade (AVPI), ambos os indicadores são muito úteis nas análises de custo-efetividade em saúde e nas medidas positivas de saúde individual.

Saiba mais

1 AVAQ = 1 ano em perfeita saúde, sem nenhum desconforto e em plena capacidade.
1 AVPI = 1 ano com redução na capacidade funcional.
1 APVP = 1 ano potencial de vida perdido.

As novas tecnologias e intervenções em saúde buscam aumentar os AVAQs e reduzir os AVPIs e APVPs.

O AVPI foi definido como um novo indicador do tempo vivido com incapacidade e do tempo perdido devido à mortalidade prematura. Assim, este é um indicador que combina dados de mortalidade e morbidade. Estimam-se os anos de vida perdidos devido à mortalidade precoce tomando como padrão as expectativas de vida média de 80 anos para homens e 82,5 anos para mulheres. O tempo vivido sob incapacidade é calculado por meio de um conjunto de ponderações que supostamente refletem uma redução na capacidade funcional (ALMEIDA FILHO; ROUQUAYROL, 2006).

Segundo Rouquayrol e Gurgel (2013), o indicador APVP refere-se aos anos potenciais de vida perdidos e tem como fundamento expressar o efeito das mortes ocorridas precocemente em relação à duração de vida esperada para determinada população, sendo assim, cada morte é avaliada em função dos anos que hipoteticamente se espera que uma pessoa viva.

Esses indicadores auxiliam na tomada de decisão para os investimentos em saúde, pois permitem avaliar/analisar previamente o impacto dos investimentos e das políticas públicas em programas de saúde.

Fique atento

Em contextos subdesenvolvidos, com sistemas de informações em saúde de queixa de qualidade e pouca fidedignidade, não é fácil obter dados demográficos reais para o cálculo de indicadores de mortalidade, portanto a epidemiologia criou estratégias para calcular a partir de estimativa, e tentar corrigir as informações equivocadas, mas precisamos criar meios de obter dados fidedignos da população e relatar a realidade.

Por exemplo, existem vários registros de mulheres morrendo por câncer de próstata e homens por câncer nos ovários, nos dados dos países em desenvolvimento, o que é anatomicamente impossível.

Índices

Índice é o termo genérico mais abrangente e apropriado para referir-se a todos os descritores da vida e da saúde, incluindo todos os termos numéricos que trazem a noção de grandezas existentes e incidentes. Os índices absolutos são o resultado de medidas básicas sobre a vida e a saúde (ROUQUAYROL; GURGEL, 2013).

> **Fique atento**
>
> Os resultados dos indicadores podem ser expressos em frequência absoluta - número bruto e primário de uma ocorrência, como a contagem direta, a incidência de casos de um evento (doença) em um período determinado, como três casos em 10 pessoas por ano, por exemplo. Também podem ser expressos em frequência relativa - expressa em percentual/proporções, como um coeficiente (taxa) ou indicador, obtidos por meio de uma distribuição proporcional da população.

Em ciências da saúde, a palavra índice utiliza-se de pelo menos dois significados, como um indicador multidimensional e como a expressão de um evento sob a forma de frequência relativa, excetuando os coeficientes.

Os coeficientes são as medidas secundárias que, ao serem geradas pelo quociente entre medidas primárias de variáveis independentes, deixam de sofrer influência dessas variáveis para expressar somente a intensidade dos riscos (ROUQUAYROL; GURGEL, 2013).

Segundo Rouquayrol e Gurgel (2013), quando o coeficiente de risco pode ser usado para cálculos de estimativas e projeções das ocorrências respectivas, é renomeado como taxa de risco correspondente. Assim, as taxas são as medidas de risco aplicadas para cálculos de estimativa e projeções de incidência e prevalência em populações.

Os índices correspondem a categorias de uso mais restrito, estando constituídos por medidas multidimensionais ou elementos de diversa natureza. Devido ao seu caráter multidimensional, o índice integra, em medida, vários aspectos de determinada situação de saúde-doença (MERCHÁN-HAMANN; TAUIL; COSTA, 2000).

Segundo Pereira (2014), no cálculo dos índices, o número de casos **não** é relacionado à população da qual eles procedem. Sendo assim, eles não medem risco e, sim a relação entre os eventos. Portanto, não é adequada a comparação de índices, pois as diferenças podem ser devidas a mudanças no numerador ou no denominador dos índices comparados.

Na preparação de um índice é considerado:

Índice = número de eventos (tipo I)/número de eventos (tipo II)

Sendo assim, as seguintes situações podem ocorrer em função de os casos colocados no numerador estarem ou não estarem incluídos no denominador e a soma de unidades de diversas magnitudes.

Se os casos incluídos no numerador forem também colocados no denominador, trata-se de uma distribuição proporcional de casos, que é extensamente utilizada devido à sua simplicidade, como a mortalidade proporcional, 30% dos óbitos ocorrem em indivíduos de 40 a 50 anos de idade. Mas a interpretação desse dado deve ser cuidadosa, pois se reduzir a frequência em uma categoria, automaticamente aumenta em outra a proporcionalidade, sem que haja qualquer alteração no risco (PEREIRA, 2014).

Quando os casos incluídos no numerador não são colocados no denominador, a frequência de um evento é comparada com a de outro evento, isto é, numerador e denominador expressam diferentes dimensões, podendo estabelecer uma relação entre duas doenças, ou duas situações, por exemplo, a relação de homens em relação às mulheres, ou até mesmo índice de massa corporal que considera o peso e a altura, ou a relação cintura-quadril, que considera perímetros de locais diferentes do corpo (PEREIRA, 2014).

Ainda, é possível elaborar e obter um índice por meio de pontos (*score*), que representam a soma de diferentes unidades ou diversas magnitudes em várias dimensões, que podem ser quantitativas ou qualitativas, como a escala de Glasgow para avaliação clínica e prognóstico do coma neurológico ou até mesmo o índice de APGAR para avaliação da vitalidade de neonatos (MERCHÁN-HAMANN; TAUIL; COSTA, 2000).

Saiba mais

O índice de massa corporal é calculado da seguinte forma:

Índice de massa corporal (IMC) = peso/altura × altura

Seu resultado considera duas medidas diferentes e a relação entre ela é expresso em categorias, segundo a Organização Mundial de Saúde e o Ministério da Saúde, no Brasil, para adultos de 20 a 59 anos de idade considera-se:

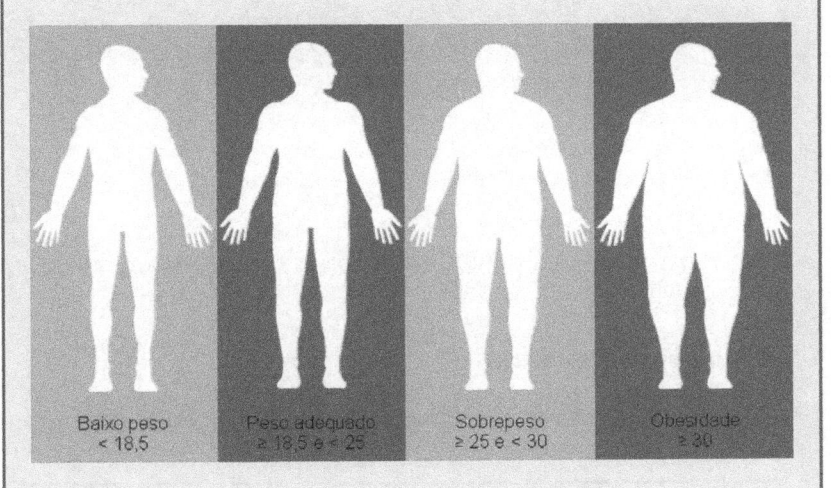

Baixo peso
< 18,5

Peso adequado
≥ 18,5 e < 25

Sobrepeso
≥ 25 e < 30

Obesidade
≥ 30

Classificação da obesidade segundo o U.S. National Institues of Health e a Organização Mundial da Saúde.

Classificação	Índice de massa corporal (Kg/m²)
Baixo peso	<18,5
Peso normal	18,5 – 24,9
Sobrepeso	25,0 – 29,9
Obesidade	≥ 30
Obesidade Classe I	30,0 – 34,9
Obesidade Classe II	35,0 – 39,9
Obesidade Classe III ("grave", "extrema" ou "mórbida")	≥ 40

Fonte: Flegal et al. (2010).

Referências

ALMEIDA FILHO, N. de; ROUQUAYROL, M. Z. *Introdução à epidemiologia*. 4. ed. rev. ampl. Rio de Janeiro: Guanabara Koogan, 2006.

BRASIL. Ministério da Saúde. *Datasus*: Sistema de Informações sobre Mortalidade – SIM. [201-?]. Disponível em: <http://tabnet.datasus.gov.br/cgi/tabcgi.exe?sim/cnv/obt10uf.def>. Acesso em: 30 jul. 2017.

FLEGAL, K. M. et al. Prevalence and trends in obesity among US adults, 1999-2008. *Jama*, United States, v. 303, n. 3, p. 235-241, jan. 2010.

FLETCHER, R. H.; FLETCHER, S. W.; FLETCHER, G. S. *Epidemiologia clínica*: elementos essenciais. 5. ed. Porto Alegre: Artmed, 2014.

MERCHÁN-HAMANN, E.; TAUIL, P. L.; COSTA, M. P. Terminologia das medidas e indicadores em epidemiologia: Subsídios para uma possível padronização na nomenclatura. *Informe Epidemiológico do SUS,* Brasília, DF, v. 9, n. 4, p. 273-284, 2000.

PEREIRA, M. G. *Epidemiologia*: teoria e prática. Rio de Janeiro: Guanabara Koogan, 2014.

ROUQUAYROL, M. Z.; GUERGEL, M. (Org.). *Epidemiologia e saúde*. 7. ed. Rio de Janeiro: MedBook, 2013.

Leitura recomendada

JEKEL, J. F.; KARTZ, D. L.; ELMORE, J. G. *Epidemiologia, bioestatística e medicina preventiva*. 2. ed. Porto Alegre: Artmed, 2005.

UNIDADE 3

Sensibilidade, especificidade e acurácia

Objetivos de aprendizagem

Ao final deste texto, você deve apresentar os seguintes aprendizados:

- Definir o que é sensibilidade.
- Identificar o que é especificidade.
- Escrever o que é acurácia.

Introdução

Neste capítulo, você vai estudar sensibilidade, especificidade e acurácia, termos utilizados para testes diagnósticos. A sensibilidade diz respeito à capacidade do procedimento de diagnose de efetuar diagnósticos corretos de doença quando está presente, verdadeiros positivos ou enfermos. A especificidade é a habilidade do procedimento de diagnose em diagnosticar corretamente a ausência de doença, quando está ausente. A acurácia é a proporção de todos os resultados do teste, tanto positivos quanto negativos, que estejam corretos.

Sensibilidade

Sensibilidade é a capacidade que um teste apresenta em detectar os indivíduos verdadeiramente positivos para determinado diagnóstico, ou seja, de diagnosticar corretamente os afetados. Visualize a Figura 1 que apresenta os resultados obtidos a partir de um teste para uma doença fictícia. Devemos calcular a sensibilidade por meio da razão entre o número de indivíduos verdadeiramente doentes (A), pela totalidade dos indivíduos que foram diagnosticados doentes, sejam eles verdadeiros positivos ou falsos negativos (A e C). Assim, temos que:

Sensibilidade = A ÷ (A + C), ou nº de verdadeiros positivos ÷ nº total de casos

Para expressar os dados em porcentagem, devemos multiplicar o resultado da equação por 100. Portanto:

Sensibilidade = [A ÷ (A + C)] × 100 corresponde à sensibilidade do teste expressa em %

Para exemplo do cálculo da sensibilidade de um teste, temos o resultado da aplicação de um questionário em pacientes alcoolistas e não alcoolistas fictícios em um hospital psiquiátrico. O número de resultados verdadeiros positivos é 60, enquanto o número de falsos negativos é 8. Para calcular a sensibilidade do teste, nesta situação, devemos dividir o número de verdadeiros positivos (60), pela soma do número de verdadeiros positivos (60) e falsos negativos (8). Assim:

Sensibilidade = 60 ÷ (60 + 8) = 60 ÷ 68 = 0,88

Para obter o resultado em porcentagem, multiplicamos 0,88 por 100, então temos que a sensibilidade do teste é 88%.

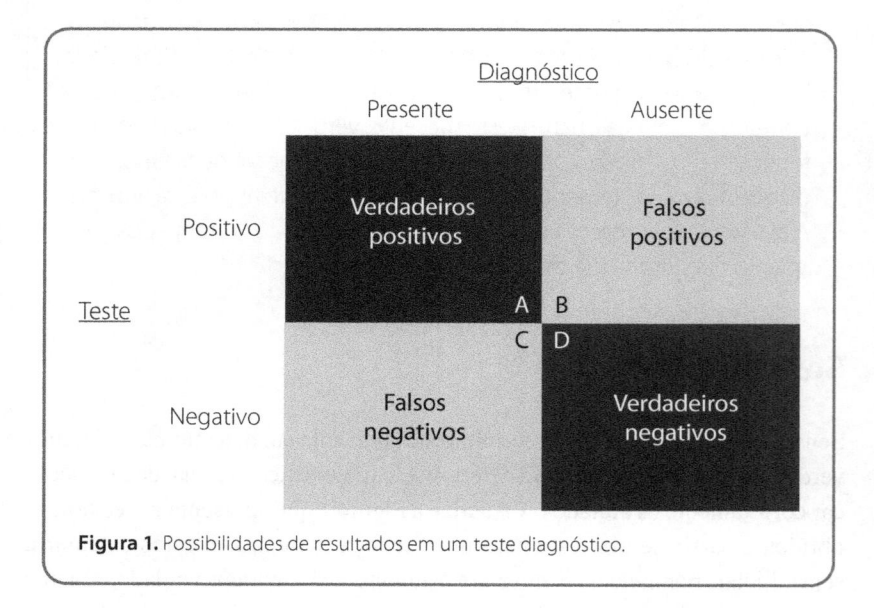

Figura 1. Possibilidades de resultados em um teste diagnóstico.

> **Fique atento**
>
> Testes sensíveis são úteis nos exames para rastreio de determinada enfermidade, pois, com eles, dificilmente deixaremos de tratar algum paciente.

Especificidade

Especificidade é a capacidade que um teste diagnóstico tem de detectar os verdadeiramente negativos, isto é, os indivíduos verdadeiramente sadios, ou não afetados. Novamente, utilizaremos como exemplo a Figura 1. Para calcular a especificidade do teste em questão, devemos obter a razão entre o número de indivíduos verdadeiramente negativos (D), pela totalidade de indivíduos sadios ou não afetados, ou seja, pela soma dos verdadeiramente negativos com os falsos positivos (D e B). Portanto:

Especificidade = D ÷ (D + B), ou nº total de verdadeiros negativos ÷ total de sadios

Para expressar os dados em porcentagem, devemos multiplicar o resultado da equação por 100. Então:

D ÷ (D + B) × 100 é a especificidade do teste em %

Para exemplo do cálculo da especificidade de um teste, também utilizaremos o resultado da aplicação de um questionário em pacientes alcoolistas e não alcoolistas fictícios em um hospital psiquiátrico.

O número de resultados verdadeiros negativos é 38, enquanto o número de falsos positivos é 8. Para calcularmos a especificidade do teste, precisamos dividir o número de verdadeiros negativos (38) pela soma dos verdadeiros negativos (38) e os falsos positivos (8). Assim:

Especificidade = 38 ÷ (38 + 8) = 38 ÷ 46 = 0,83

Para que a especificidade do teste seja expressa em porcentagem, necessitamos multiplicar o resultado por 100. Portanto, a especificidade do teste em questão é de 83%.

> **Saiba mais**
>
> Testes específicos são úteis para a confirmação de diagnósticos, uma vez que dificilmente um indivíduo saudável terá resultado positivo.

Acurácia

A acurácia refere-se ao grau em que o teste é capaz de determinar o verdadeiro valor que está sendo medido. A acurácia informa se os resultados apresentam a verdade ou se afastam dela, por meio da proporção de acertos: o total de verdadeiramente positivos e negativos em relação à amostra estudada. Um teste tem 100% de acurácia quando é capaz de produzir resultados positivos para todas as amostras de indivíduos afetados e resultados negativos para as amostras negativas. Utilizando novamente a Figura 1 como exemplo, podemos calcular a acurácia como a razão entre o número de resultados verdadeiramente positivos, somados aos verdadeiramente negativos (A e D) dividido pelo número total de indivíduos estudados (A, B, C e D). Assim:

Acurácia = (A + D) ÷ (A + B + C + D)
ou
(número de verdadeiros positivos + nº de verdadeiros negativos) ÷ nº total de indivíduos

Para que a acurácia seja expressa em porcentagem, devemos multiplicar a equação anterior por 100. Assim:

[(A + D) ÷ (A + B + C + D)] × 100 corresponde à acurácia em %

Vamos retomar o teste fictício aplicado em indivíduos alcoolistas e não alcoolistas em um hospital psiquiátrico. Conforme verificamos nas seções anteriores, o número de verdadeiros positivos é de 60 pacientes, enquanto o número de verdadeiros negativos é de 38 indivíduos, para um total de 114 entrevistados. Com estes dados, podemos calcular a acurácia do teste como:

Acurácia = (60 + 38) ÷ 114 = 98/114 = 0,86

Para obtermos o resultado em porcentagem, multiplicamos por 100, ou seja, 86%.

Note que o número total de indivíduos testados se dá pela soma dos indivíduos em cada situação, ou seja: verdadeiros positivos (60), falsos negativos (8), verdadeiros negativos (38) e falsos positivos (8). Assim:

60 + 8 + 38 + 8 = 114

Link

Entenda melhor a sensibilidade e a especificidade acessando os links a seguir.

https://goo.gl/GWU2te

https://goo.gl/2JhTiY

Exemplo

A imagem a seguir é um exemplo de resultados em um teste diagnóstico. Observe-a e, diante dos resultados obtidos, calcule sensibilidade, especificidade e acurácia do teste em questão:

a) Sensibilidade = [A ÷ (A + C)] × 100, portanto [300 ÷ 330] × 100 = 90,9%
b) Especificidade = [D ÷ (D + B)] × 100, temos [305 ÷ 350] × 100 = 87,1%
c) Acurácia = [(A + D) ÷ (A + B + C + D)] × 100, então [605 ÷ 680] × 100 = 89%

	Diagnóstico	
	Presente	Ausente
Teste Positivo	Verdadeiros positivos 300 crianças (A)	Falsos positivos 45 crianças (B)
Teste Negativo	Falsos negativos 30 crianças (C)	Verdadeiros negativos 305 crianças (D)

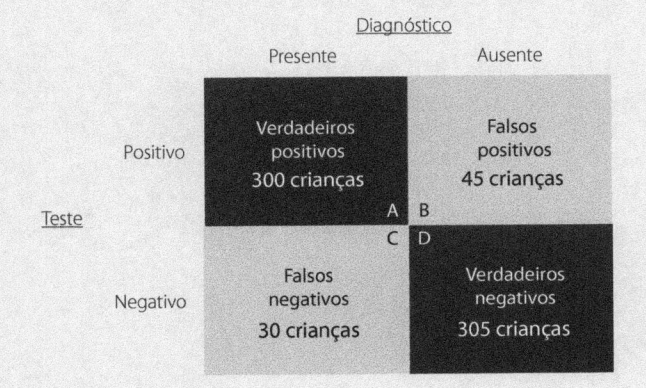

Leituras recomendadas

ALMEIDA FILHO, N.; ROUQUAYROL, M. Z. *Introdução à epidemiologia*. 4. ed. Rio de Janeiro: Guanabara Koogan, 2006.

PEREIRA, M. G. *Epidemiologia*: teoria e prática. 6. ed. Rio de Janeiro: Guanabara Koogan, 2002.

ROTHMAN, K. J.; GREELAND, S.; LASH, T. L. *Epidemiologia moderna*. 3. ed. Porto Alegre: Artmed, 2011.

Eficácia e efetividade

Objetivos de aprendizagem

Ao final deste texto, você deve apresentar os seguintes aprendizados:

- Definir o que é eficácia.
- Declarar o que é efetividade.
- Diferenciar eficácia e efetividade.

Introdução

Quando um serviço de saúde é disponibilizado a determinado indivíduo ou população, é fundamental avaliar seu(s) impacto(s) ao(s) usuário(s), a fim de que se avalie a possibilidade da continuidade da manutenção dos procedimentos já utilizados; a necessidade de implementar melhorias ou buscar processos alternativos.

Neste capítulo, você estudará o conceito e a diferenciação de dois aspectos relevantes para que se tenha uma avaliação de qualidade em serviço de saúde: a eficácia e a efetividade.

Eficácia

A eficácia é a capacidade de determinado procedimento, tratamento ou cuidado em saúde cumprir seu objetivo. Em epidemiologia, a eficácia refere-se ao grau da utilidade ou do benefício de determinado procedimento, tratamento ou cuidado em saúde sob as condições mais favoráveis ou ideais.

A estratégia mais eficaz de um tratamento é o melhor resultado que pode ser alcançado sob condições favoráveis e controladas, em contextos clínicos selecionados. Trata-se do resultado "no laboratório".

Um ensaio clínico randomizado, conduzido adequadamente, é considerado a maneira mais apropriada para gerar informações que permitam detectar a eficácia. Esse é o procedimento comumente utilizado em testes de medicamentos e vacinas, na avaliação de procedimentos cirúrgicos e de programas de educação para a saúde, entre outros. A Figura 1 traz um exemplo de procedimento eficaz.

A eficácia é necessária para avaliar a qualidade, porém não é suficiente. Outros aspectos podem surgir quando serviços eficazes são colocados à disposição para a população. Por isso, é necessário que se avalie também a efetividade.

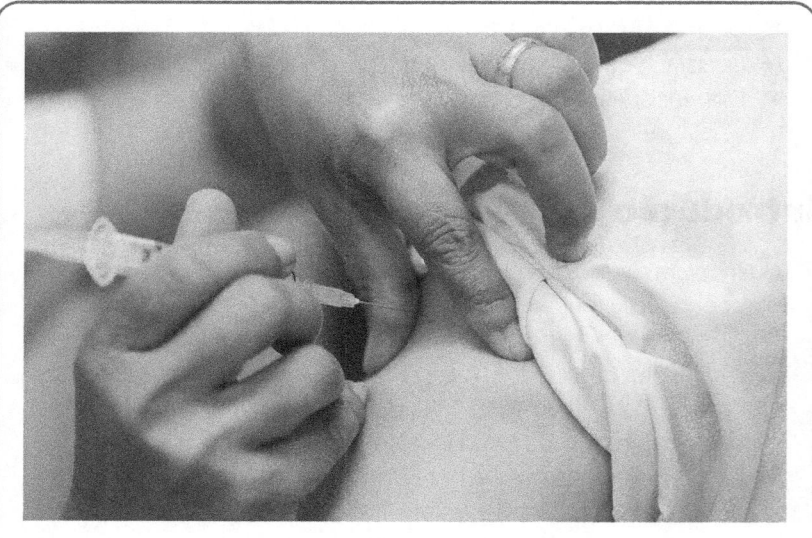

Figura 1. A vacinação é um exemplo de procedimento considerado eficaz.
Fonte: Komsan Loonprom/Shutterstock.com

Fique atento

Um procedimento ou tratamento eficaz cumpre seu objetivo da melhor forma possível em situações controladas, ou seja, em ambiente experimental.

Efetividade

Efetividade é o grau em que determinado procedimento, tratamento ou cuidado produz benefícios em condições normais, ou seja, no mundo real. Isso porque, na prática cotidiana, o uso de determinados produtos ou procedimentos geralmente não têm o mesmo impacto obtido em condições ideais. Por exemplo, os médicos podem receitar dosagens diferentes de determinado medicamento, ou as pessoas podem tomá-lo de forma diferente ou empregá-lo de forma inadequada. Assim, o mesmo tratamento que alcançou os melhores resultados em situações controladas, pode ter um resultado diferente quando está fora do contexto ideal. Por meio da determinação da efetividade de determinado procedimento, se pode identificar o quanto ele se aproxima do melhor cuidado possível.

O objetivo de um serviço ou de qualquer componente do sistema de saúde é elevar sua efetividade ao nível de sua eficácia. O conceito de efetividade compreende a noção de eficácia e segurança e a disponibilidade de seu uso pela população.

Uma investigação randomizada é a melhor forma de avaliar a efetividade. Porém, raramente é possível realizar um estudo aleatorizado para avaliar a efetividade, de modo que outros métodos têm de ser usados com essa finalidade. Nos não randomizados, a principal preocupação é o controle das variáveis de confundimento.

A avaliação da efetividade de serviços e programas de saúde tem sido possibilitada pelas séries históricas preparadas a partir da vigilância epidemiológica. Esse é o caso, por exemplo, das campanhas de vacinação contra a poliomielite, efetuadas no Brasil na década de 1980. Essas campanhas mostraram evidente diminuição da incidência da doença. O desaparecimento de casos novos, em 1990, atesta efetividade do programa.

Saiba mais

A efetividade expressa o quanto determinado procedimento, tratamento ou cuidado é capaz de suscitar melhorias na saúde de um indivíduo ou de uma população, em condições normais ou práticas.

Eficácia e efetividade

Como podemos verificar no Quadro 1, a **eficácia** diz respeito aos objetivos de um procedimento que são alcançados em condições controladas, enquanto a **efetividade** corresponde ao grau dos resultados obtidos em condições reais, ou seja, o impacto que causou na vida do usuário ou de determinada população. Nem sempre um medicamento ou um tratamento eficaz é efetivo.

Quadro 1. Comparação entre eficácia e efetividade.

	Eficácia	Efetividade
Definição	Refere-se ao grau em que determinada ação, medicação ou tratamento produz efeito em condições ideais/controladas.	Refere-se ao grau em que ações em saúde atingem o resultado esperado em circunstâncias normais ou habituais.
Condição	Descreve como medicamentos ou tratamentos são utilizados em condições controladas ou ideais.	Descreve como medicamentos ou tratamentos são utilizados em condições habituais.
Implicação	Mede quão bem uma medicação ou um tratamento produz os efeitos desejados.	Refere-se à acessibilidade de uma medicação ou de um tratamento e aos seus possíveis efeitos colaterais.

Link

Para ter mais conhecimentos sobre o conceito de eficácia e efetividade, confira os links a seguir.

https://goo.gl/PyK4tm

https://goo.gl/9e6CBw

Exemplo

Vacinação contra a poliomielite: ensaios clínicos já mostraram a **eficácia** da vacinação oral contra a poliomielite. Se a vacina, colocada em um dado estabelecimento, é malconservada ou usada após o prazo de validade, o resultado é a falta de proteção adequada da população. Conclusão: uma vacina eficaz, usada com baixa **efetividade**.
Tratamento da tuberculose com quimioterápicos: o tratamento da tuberculose pulmonar é altamente **eficaz**, mas como tem longa duração e ainda outros inconvenientes, a consequência é que alguns pacientes não completam o tratamento ou o fazem de maneira incorreta. Em consequência, sua **efetividade**, além de ser muito menor do que sua eficácia, varia em diversos serviços em função da adequação com que o tratamento é levado a efeito.

Leituras recomendadas

ALMEIDA FILHO, N. de; ROUQUAYROL, M. Z. *Introdução à epidemiologia*. 4. ed. Rio de Janeiro: Guanabara Koogan, 2006.

HASA. *Difference between efficacy and effectiveness*. 15 ago. 2016. Disponível em: <http://pediaa.com/difference-between-efficacy-and-effectiveness/>. Acesso em: 03 nov. 2017.

HULLEY, S. B. et al. *Delineando a pesquisa clínica*: uma abordagem epidemiológica. 3. ed. Porto Alegre: Artmed, 2008.

PEREIRA, M. G. *Epidemiologia*: teoria e prática. 6. ed. Rio de Janeiro: Guanabara Koogan, 2002.

ROTHMAN, K. J.; GREELAND, S.; LASH, T. L. *Epidemiologia moderna*. 3. ed. Porto Alegre: Artmed, 2011.

Valor preditivo positivo e valor preditivo negativo

Objetivos de aprendizagem

Ao final deste texto, você deve apresentar os seguintes aprendizados:

- Definir o que é valor preditivo positivo.
- Sintetizar o que é valor preditivo negativo.
- Diferenciar valor preditivo positivo de valor preditivo negativo.

Introdução

Neste capítulo, você vai estudar o que são os valores preditivos positivos e negativos em um teste diagnóstico. Para começar, precisamos ter em mente que, no contexto epidemiológico e clínico, a **validade** de um teste é caracterizada pela capacidade com que ele pode predizer a ocorrência de determinada doença. Nesse contexto, o profissional deve estar preparado para responder à seguinte questão: dado que o teste apresentou resultado positivo (ou negativo), qual a probabilidade de o indivíduo estar realmente doente (ou sadio)? Esse atributo do teste é conhecido como **valor preditivo** (VP) podendo ser positivo (VPP) ou negativo (VPN), e é determinado pela interação de três variáveis: a sensibilidade e a especificidade do teste e a prevalência da doença no grupo de estudo.

Valor preditivo positivo

Valor preditivo positivo (VPP) é a probabilidade de que algo ou alguém que é classificado como afetado esteja realmente afetado. Em outras palavras, o VPP representa a proporção de doentes entre os indivíduos considerados positivos (verdadeiros e falsos) pelo teste. No exemplo da Figura 1, podemos calcular o VPP como a razão entre os verdadeiros positivos (A) e a soma entre os verdadeiros positivos (A) e falsos positivos (B). Então:

$VPP = A \div (A + B)$

Para que o resultado seja expresso em porcentagem, devemos multiplicá-lo por 100.

Para exemplificar o raciocínio, vamos observar a Tabela 1: análise de lâminas em busca de hematozoários. Cento e vinte lâminas contendo esfregaços de gota espessa de sangue para pesquisa de hematozoários (malária) foram preparadas em condições uniformes e interpretadas por teste microscópico e por equipamento padrão ouro para diagnóstico. A partir da análise das amostras, 18 lâminas apresentam, de fato, os hematozoários pelo teste e pelo padrão ouro, sendo verdadeiros positivos (a), enquanto 12 lâminas são positivas pelo teste, mas não apresentam hematozoários (ausente pelo padrão ouro), sendo consideradas falso-positivos. Portanto:

$VPP = 18 \div 30 = 0{,}6$

Quando multiplicamos o resultado por 100, temos que o VPP do teste é de 60%, ou seja, a cada 100 testes positivos, 60 indivíduos realmente apresentam a doença.

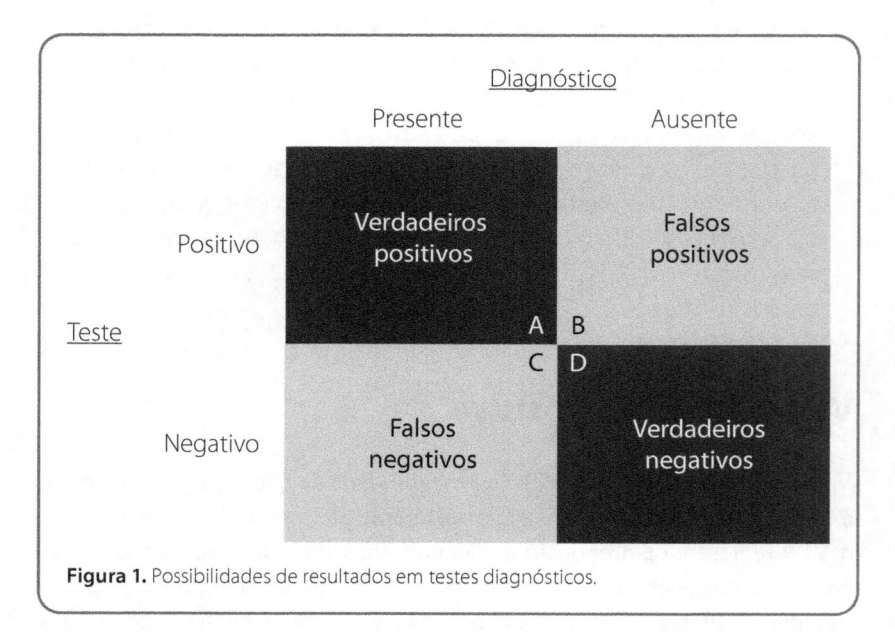

Figura 1. Possibilidades de resultados em testes diagnósticos.

Tabela 1. Análise de lâminas em busca de hematozoários

Teste	Padrão ouro		Total
	Presente	Ausente	
Presente	18(a)	12(b)	30
Ausente	2 (c)	88 (d)	90
Total	20	100	120

> **Fique atento**
>
> Os valores preditivos, tanto positivos quanto negativos de um teste, variam de acordo com a prevalência da doença na população.

Valor preditivo negativo

Valor preditivo negativo (VPN) é a probabilidade de que alguém que é classificado como não afetado seja verdadeiramente não afetado. Portanto, o valor preditivo negativo é dado pela proporção de sadios (sem a doença, ou não afetados), entre os negativos do teste (verdadeiros e falsos negativos). Para calcular o VPN de um teste, utilizando como exemplo a Figura 1, devemos realizar a divisão entre o número de verdadeiros negativos (D) pela soma entre os verdadeiros negativos (D) e falsos negativos (C). Então:

VPN = D ÷ D + C

Para fixarmos o raciocínio, vamos examinar novamente a Tabela 1. Durante a pesquisa de hematozoários, verificamos que as amostras verdadeiras negativas totalizam 88, enquanto há duas falsas negativas. Para determinar o VPN, realizaremos a divisão de 88 por 88 + 2. Assim:

VPP = 88 ÷ 90 = 0,98

Multiplicando por 100, avaliamos o VPN do teste em 98%. Então, para cada 100 testes negativos, 98 indivíduos seriam sadios.

> **Saiba mais**
>
> Para entendermos um pouco sobre a prevalência de determinada doença, o cálculo da taxa de prevalência se dá pela razão entre o número de casos conhecidos de uma dada doença pelo número de indivíduos população em estudo, ou seja:
>
> nº de casos ÷ população

Valor preditivo positivo x valor preditivo negativo

Os valores preditivos dependem da prevalência da doença na população de estudo. O Valor Preditivo Positivo aumenta com a prevalência, enquanto Valor Preditivo Negativo diminui. Portanto, quando a doença é rara, o VPP é baixo porque a maior parte dos exames positivos pertencem a sadios, representando resultados falso-positivos. Como os falsos-positivos fazem parte do divisor da razão, e ele acaba sendo mais alto no caso de doenças raras, resulta em um menor quociente:

VPP = verdadeiros positivos ÷ [verdadeiros positivos + falsos-positivos]

Ao contrário do VPP, o VPN é alto em baixas prevalências porque a maioria dos exames negativos pertencem a indivíduos realmente sadios, representando verdadeiros negativos. Como os verdadeiros negativos são os dividendos da razão, uma vez que este fica mais alto, o quociente resultante também é mais alto:

VPN = verdadeiros negativos ÷ [verdadeiros negativos + falsos negativos]

Link

A eficiência de testes epidemiológicos é abordada no link a seguir.

https://goo.gl/WrxEAJ

Já o cálculo de sensibilidade e especificidade de um teste diagnóstico e a influência da prevalência no valor preditivo podem ser conferidos no link a seguir.

https://goo.gl/JS4YcY

Exemplo

Desempenho do instrumento Y em relação ao diagnóstico da doença X:

Situação	Número de indivíduos
Verdadeiros positivos	300
Falsos-positivos	45
Verdadeiros negativos	305
Falsos negativos	30

Vamos calcular o valor preditivo positivo do teste Y.

VPP = verdadeiros positivos ÷ (verdadeiros positivos + falsos-positivos)
VPP = 300 ÷ (300 + 45) = 300 ÷ 345 = 0,87 = 0,87 × 100 = 87%

Isso quer dizer que, a cada 100 resultados positivos, 87 indivíduos possuem a doença X.

Vamos calcular o valor preditivo negativo do teste Y.

VPN = verdadeiros negativos ÷ (verdadeiros negativos + falsos negativos)
VPN = 305 ÷ (305 + 30) = 305 ÷ 335 = 0,91 = 0,91 × 100 = 91%

Isso quer dizer que, a cada 100 resultados negativos, 91 indivíduos são realmente sadios.

Leituras recomendadas

ALMEIDA FILHO, N. de; ROUQUAYROL, M. Z. *Introdução à epidemiologia*. 4. ed. Rio de Janeiro: Guanabara Koogan, 2006.

AVALIAÇÃO de testes diagnósticos. [200-?]. Disponível em: <https://posstrictosensu.iptsp.ufg.br/up/59/o/Modulo2-Avaliacaodetestesdiagnosticos.pdf>. Acesso em: 17 out. 2017.

HULLEY, S. B. et al. *Delineando a pesquisa clínica*: uma abordagem epidemiológica. 3. ed. Porto Alegre: Artmed, 2008.

PEREIRA, M. G. *Epidemiologia*: teoria e prática. 6. ed. Rio de Janeiro: Guanabara Koogan, 2002.

ROTHMAN, K. J.; GREELAND, S.; LASH, T. L. *Epidemiologia moderna*. 3. ed. Porto Alegre: Artmed, 2011.

Viés de aferição e confusão

Objetivos de aprendizagem

Ao final deste texto, você deve apresentar os seguintes aprendizados:

- Definir quando ocorre viés de aferição.
- Explicar quando ocorre viés de confusão.
- Diferenciar viés de aferição do viés de confusão.

Introdução

O viés (do inglês, *bias*), faz parte do erro sistemático de um estudo, e pode ser definido como qualquer processo, em qualquer estágio da inferência, que tende a produzir resultados e conclusões que diferem sistematicamente da verdade. Seu efeito distorce a estimativa de uma variável. Por exemplo, a média de uma variável pode aumentar (como o peso corporal), ou pode diminuir a prevalência de determinada característica (p. ex., obesidade).

Os erros derivados de um viés não desaparecem com o aumento do tamanho da amostra. Para você obter o controle deles, é necessário o uso de algumas estratégias, as quais verá a seguir.

Saiba que os vieses são divididos em três grupos, embora já tenham catalogados mais de 40: viés de seleção, viés de aferição e viés de confusão (ou confundimento). Neste capítulo, você vai estudar o viés de aferição e o viés de confusão.

Viés de aferição

De maneira simplificada, podemos conceituar um indicador de saúde como resultante da soma de dois componentes:

1. a real dimensão de saúde que se pretende medir (como a morbidade geral ou a mortalidade de determinada doença);
2. os erros ocorridos durante o processo de mensuração.

O **viés de aferição** (ou avaliação) se dá quando ocorrem uma ou mais das seguintes situações:

- os métodos de medida diferem entre os grupos;
- há variação entre os indivíduos que participam do estudo;
- há variação entre os observadores;
- há deficiência dos instrumentos utilizados;
- existem erros técnicos de aferição.

Para exemplificar o viés de aferição, imagine um estudo aberto (quando o investigador decide em qual grupo o paciente será alocado), em que a droga A é estudada *versus* placebo em pacientes pós-infarto agudo do miocárdio (IAM). Se o investigador tem, antes de iniciar o estudo, a convicção de que a droga A funciona menos do que o placebo, ele poderá alocar pacientes de melhor prognóstico para a droga A e os de pior prognóstico para o grupo placebo. Dessa forma, ele evita que os pacientes de maior risco sejam expostos a uma droga que não funciona, segundo sua convicção. Nesse estudo, se o desfecho final a ser avaliado dependesse do julgamento do médico (p. ex., severidade da angina), e ele soubesse qual droga teria sido administrada ao paciente, fatores subjetivos poderiam inclinar o investigador a avaliar, de forma distinta, pacientes que receberam ou não a droga A.

Os erros de observação, ou mesmo de medição, são comuns tanto na área da saúde quanto nas ciências humanas e sociais. Quando analisamos as estatísticas divulgadas por autoridades sanitárias, por exemplo, devemos considerar que nos são mostradas a frequência do evento acrescida de elemento(s) que falseia(m) os resultados, para mais ou para menos. Não é pejorativo quando se apontam erros na estatística, uma vez que mesmo especialistas podem discordar entre si na aferição e na observação de algum evento.

Os erros podem estar igualmente distribuídos em todos os segmentos da população ou, o que é mais comum, estarem acentuados em dado grupo etário, gênero ou classe social. Por exemplo, uma pessoa idosa pode ter suas queixas de doenças menos valorizadas do que as de um jovem, e ainda causas mal definidas em atestados de óbito são mais comuns no período fetal, neonatal e na terceira idade.

Para evitar o viés de aferição, três medidas podem ser tomadas:

1. cegamento, ou seja, paciente e investigador não conhecem a que grupo o paciente pertence (duplo-cego);
2. estabelecimento e aplicação rigorosa de normas rígidas do que seja um evento;
3. agir de maneira uniforme e consistente na detecção dos eventos, em todos os grupos do estudo. Eventualmente, podemos ter um estudo triplo-cego, no qual o estatístico responsável pela análise também ignora qual a intervenção administrada aos grupos a serem analisados.

> **Fique atento**
>
> Os ensaios controlados randomizados e duplo-cegos são a melhor maneira de avaliar a eficácia e segurança de intervenções, por incorporarem no seu delineamento medidas fundamentais para o controle dos vieses.

Viés de confusão

O **viés de confusão** (ou confundimento) ocorre quando não há comparabilidade entre os grupos estudados. Isso acontece quando variáveis que produzem os desfechos clínicos não estão distribuídas igualmente entre os grupos. Nessa situação, dois fatores estão associados (viajam juntos), e o efeito de um deles é confundido ou distorcido pelo efeito do outro.

Características que estão presentes de forma diferente entre duas populações, como a composição etária ou de gêneros, podem, equivocadamente, ser responsabilizadas pelas diferenças de resultados. As outras possíveis causas das diferenças, por exemplo, a exposição a fatores de riscos, se estiverem presentes, estarão misturadas ao desfecho decorrente das características da população. É necessário, portanto, retirar o efeito das características demográficas para analisar os demais efeitos. Para isso, é possível realizar o estudo de forma separada, comparando faixas etárias, um gênero e depois o outro.

Imagine um estudo sobre fatores de risco: é detectada uma associação entre o hábito de beber café e a doença coronária. Caso não seja considerado o fato de que os fumantes bebem mais café do que os não fumantes, podemos chegar à errônea conclusão de que o café é um fator de risco independente para doença coronária, o que não corresponde à realidade. Nesse caso, o café é um fator de confusão, e não um fator causal independente para a doença coronária.

> **Saiba mais**
>
> O **viés de seleção** ocorre quando a amostra do estudo não é representativa da população. Esse erro sistemático é resultante da maneira como os indivíduos foram selecionados para o estudo.

Viés de aferição x viés de confusão

O **viés de aferição** está relacionado a erros na medida ou na classificação de determinado resultado que foi obtido em decorrência de um estudo. Esses erros podem ocorrer durante a coleta de dados ou amostras, na elaboração dos formulários a serem preenchidos, como as perguntas são feitas, no despreparo dos coletadores e entrevistadores, etc. Note que o viés de aferição pode estar associado a erros tanto no planejamento quanto na realização e na interpretação de dados provenientes de determinado estudo.

Já o **viés de confusão** ocorre quando os resultados de uma associação entre dois fatores podem ser atribuídos, total ou parcialmente, a um terceiro fator não levado em consideração durante a realização do estudo: a variável de confundimento. Esse viés ocorre quando a variável de confundimento está distribuída desigualmente entre os grupos comparados, por exemplo, quando um grupo é mais idoso ou fuma mais que o outro. Para esclarecermos as diferenças entre os dois tipos de erros sistemáticos, veja os exemplos a seguir.

Exemplo

1. **Exemplo: viés de aferição**
a) Os pacientes acometidos por determinada doença tendem a lembrar mais do evento. Quando a história de exposição é obtida retrospectivamente, alguns indivíduos podem lembrar melhor de sua história de exposição, enquanto os que não tem carga da doença tendem a esquecer mais facilmente de suas histórias passadas.
b) Pacientes com doenças mais graves tendem a ter registros mais completos sobre exposições, e portanto se pode encontrar maior associação nestes casos.
c) Indivíduos cientes que são participantes de um estudo podem ter comportamento diferente.

Os pesquisadores devem utilizar estratégias para amenizar o efeito dessas variáveis, como a elaboração de questionários adequados para obter relatos de forma mais fidedigna, o cegamento do estudo, para que os indivíduos não saibam em que grupo foram alocados.

2. **Exemplo: viés de confusão**
a) Se um grupo de obesos tende a apresentar maior incidência de doenças coronárias, comparado a um grupo de não obesos, pode ser a obesidade a causa da diferença entre os coeficientes. Por outro lado, a obesidade pode ser acompanhada por outros fatores de risco, como sedentarismo, hábito de fumar e hiperglicemia. Esses fatores podem complicar a interpretação. Aqui, você precisa isolar o efeito das variáveis para interpretar a associação entre fator de risco e agravo à saúde.

Link

O artigo a seguir aborda a epidemiologia na cardiologia (COUTINHO, 1998). Confira!

https://goo.gl/DwRMMD

Referências

ALMEIDA FILHO, N. de; ROUQUAYROL, M. Z. *Introdução à epidemiologia*. 4. ed. Rio de Janeiro: Guanabara Koogan, 2006.

COUTINHO, M. Princípios de epidemiologia clínica aplicada à cardiologia. *Arquivos Brasileiros de Cardiologia*, São Paulo, v. 71, n. 2, p. 109-116, ago. 1998. Disponível em: <http://www.scielo.br/pdf/abc/v71n2/a03v71n2.pdf>. Acesso em: 21 out. 2017.

HULLEY, S. B. et al. *Delineando a pesquisa clínica*: uma abordagem epidemiológica. 3. ed. Porto Alegre: Artmed, 2008.

INSTITUTO DE SAÚDE COLETIVA DA UFF. *Viés e confundimento em epidemiologia*. [201-?]. Disponível em: <www.epi.uff.br/wp-content/uploads/2014/08/aula4_vies_conf.ppt>. Acesso em: 21 out. 2017.

PEREIRA, M. G. *Epidemiologia*: teoria e prática. 6. ed. Rio de Janeiro: Guanabara Koogan, 2002.

ROTHMAN, K. J.; GREELAND, S.; LASH, T. L. *Epidemiologia moderna*. 3. ed. Porto Alegre: Artmed, 2011.

UNIVERSIDADE FEDERAL DO MARANHÃO. Programa de Pós-Graduação em Saúde Coletiva. *Erros dos estudos epidemiológicos*. [201-?]. Disponível em: <www.pgsc.ufma.br/arquivos/viesdeafericao.ppt>. Acesso em: 21 out. 2017.

Prevalência e incidência

Objetivos de aprendizagem

Ao final deste texto, você deve apresentar os seguintes aprendizados:

- Definir o que é prevalência.
- Reconhecer o que é incidência.
- Diferenciar prevalência e incidência.

Introdução

O estudo da prevalência e da incidência informa sobre a frequência e a distribuição de determinado evento, magnitude e também o impacto na saúde da população. Por meio das taxas de prevalência e incidência, é possível inferir como os casos estão concentrados nas diversas camadas populacionais, fazer comparações geográficas e detectar tendências, tanto em longo prazo quanto em variações sazonais ou de outra natureza. Portanto, incidência e prevalência medem diferentes aspectos da morbidade. A partir das taxas de prevalência e incidência é que são baseadas as conclusões de estudos em pesquisa epidemiológica.

Neste capítulo, você vai aprender o significado de prevalência e incidência, como calcular e diferenciar essas medidas na prática.

Prevalência

Como conceito utilizado pela epidemiologia, a prevalência descreve a força com que subsistem as doenças na coletividade. Portanto, trata-se de um indicador de morbidade. A taxa de prevalência, por sua vez, indica uma medida que permite estimar e comparar, no tempo e no espaço, a ocorrência de determinada doença em relação a variáveis referentes à população, como idade ou grupo etário, gênero, ocupação, etnia, entre outras. A prevalência, em outras palavras, representa o estoque de casos, ou seja, a proporção da população que apresenta dada doença. Ela aumenta com os casos novos e decresce com os casos de cura ou de óbito.

A taxa de prevalência pode ser definida como a relação entre o número de casos conhecidos de dada doença e a população, multiplicando o resultado pela base referencial da população, expressa usualmente como potência de 10, ou seja: 1.000, 10.000 ou 100.000.

$$\text{Taxa de prevalência} = \frac{\text{N}^\text{o} \text{ de casos conhecidos de dada doença}}{\text{População}} \times 10$$

A expressão "nº de casos conhecidos de dada doença" compreende os casos que subsistem e também inclui a soma de todos os "casos novos" diagnosticados desde a data da computação anterior. Por exemplo, imagine que até 31 de julho de determinado ano eram conhecidos 30 casos de uma doença transmissível. Ao passar o mês de agosto, esse contingente sofreu baixa em cinco dos casos antigos e acréscimo de 10 casos novos. A prevalência, no caso da doença transmissível, será de 35 casos no último dia do mês, referenciado em todo o mês de agosto.

Diante do exposto, verificamos que a variação na frequência de doentes depende, por um lado, do número de excluídos do contingente e, por outro lado, de quantos foram adicionados à contagem. Formam o contingente dos doentes os casos novos que surgem na população e os imigrantes já doentes que chegam a ela. As baixas se devem aos casos de cura, óbito ou emigração.

Observe que na Figura 1, a prevalência está representada como um tanque (o estoque). O volume estocado no tanque pode aumentar, caso haja novos casos da doença nessa população. Por outro lado, o volume pode diminuir caso ocorram óbitos, situações de cura ou ainda os doentes emigrem.

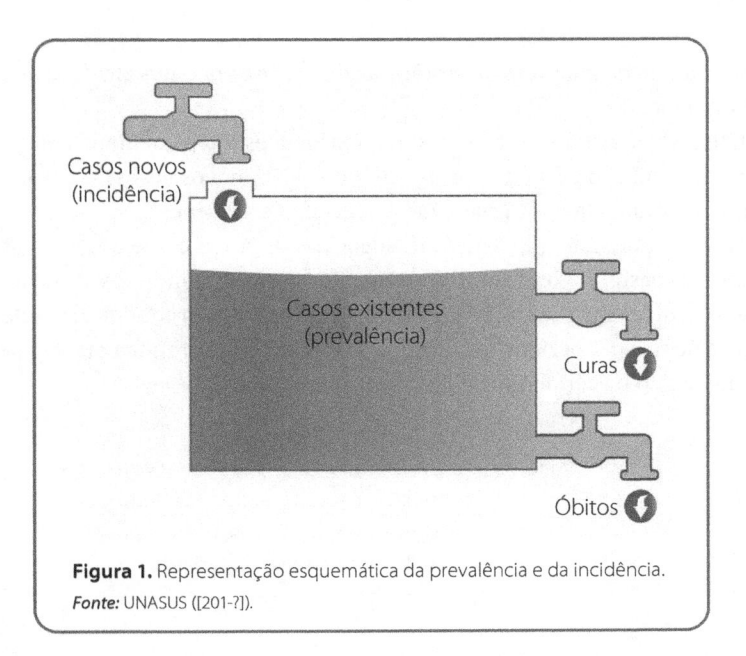

Figura 1. Representação esquemática da prevalência e da incidência.
Fonte: UNASUS ([201-?]).

> **Fique atento**
>
> **Medidas de incidência** constituem peça fundamental nos estudos da etiologia de doenças agudas e crônicas. **Alta incidência** significa alto risco populacional.

Incidência

A incidência de uma doença expressa a dinâmica com que os casos aparecem no grupo. Por exemplo, ela informa quantos, entre os sadios, se tornam doentes em dado período de tempo, ou então quantos, entre os doentes, apresentam complicação ou morrem, decorrido algum tempo. Usualmente, diz-se que a incidência reflete "a força da morbidade" (ou "força da mortalidade", se tratando de óbitos). Portanto, a incidência de doenças, em uma população, significa a ocorrência de novos casos relacionados à unidade de intervalo de tempo, seja ele dia, semana, mês ou ano. Assim, as expressões como "três casos novos por dia" ou "300 por ano" são relações que expressam incidência, ou seja, a intensidade com que estão surgindo novos doentes em determinada comunidade.

Observe novamente a Figura 1: a incidência está representada como uma torneira, indicando que, caso seja aberta (surjam novos casos), ela pode aumentar o volume que está estocado no tanque (prevalência).

Operacionalmente, a taxa de incidência é definida como a razão entre o número de casos novos de uma doença, que ocorre em um intervalo de tempo determinado, numa população delimitada exposta ao risco de adquirir a referida doença no mesmo período. Multiplica-se o resultado por uma potência de 10, tomada como base referencial da população. Então:

$$\text{Taxa de incidência} = \frac{\text{N}^\circ \text{ de casos novos de uma doença em determinada comunidade em certo período de tempo}}{\text{N}^\circ \text{ de pessoas expostas ao risco de adquirir a doença no referido período}} \times 10$$

Na prática, a taxa de incidência pode ser calculada com duas entidades distintas: o número de pessoas doentes (1) ou a frequência de eventos relacionados à doença (2). Isso porque, em certas circunstâncias, um evento de interesse epidemiológico pode acontecer a uma mesma pessoa mais de uma vez em determinado período de tempo. Por exemplo, a definição do indicador "número de resfriados por ano" compreende várias ocorrências que podem ter acometido uma única pessoa. Em "número de pessoas que tiveram pelo menos um resfriado por ano" ficam descartados todos os resfriados (além do primeiro) ocorridos com a mesma pessoa. Esse padrão de ocorrência pode dar origem a dois tipos de taxas: proporção de resfriados/população exposta ao risco, no período de um ano; e proporção de pessoas que tiveram um resfriado/população exposta ao risco no período de um ano. O primeiro refere-se ao número de resfriados que se espera que ocorram na comunidade naquele período de tempo. O segundo reflete a probabilidade de certo número de pessoas ter um resfriado naquele ano. Para propósitos epidemiológicos, se prefere a segunda modalidade, reduzindo o numerador a indivíduos, de tal forma que a taxa indique a probabilidade de um grupo de pessoas ser acometido da enfermidade.

Por outro lado, o denominador utilizado para cálculo de incidência deve se restringir a componentes específicos da população observada, ou seja, aos que se encontram sob risco de contrair a doença ou de sofrer algum agravo.

> **Saiba mais**
>
> Os conceitos trazidos pelos verbos "prevalecer" e "incidir" possuem em comum a ação de ocorrer. Assim, por **prevalecer** deve ser compreendida a sequência das ações de ocorrer, e permanecer ocorrendo, num momento definido. Por outro lado, **incidir** descreve simplesmente a ação de ocorrência, sem a necessidade de acréscimos. A epidemiologia utiliza ambos os conceitos, porém adaptando às suas necessidades, sob os termos de incidência e prevalência. A incidência traz a ideia de "intensidade", enquanto a prevalência traz a ideia de "volume" em que as doenças subsistem em determinada população.

Diferenças entre prevalência e incidência

A incidência é considerada a medida mais importante em epidemiologia. Quando falamos em investigações científicas, nas pesquisas etiológicas (que buscam a causa), em estudos de prognósticos, na verificação da eficácia das ações terapêuticas e preventivas ou em outros estudos, podemos lembrar que a taxa de incidência é a primeira medida utilizada pelos pesquisadores, estatísticos e autoridades sanitárias.

O conhecimento ou a estimativa da incidência de determinada doença é necessária para planejar as investigações e, em especial, para se realizar o cálculo do tamanho da amostra. Contudo, em muitas situações, como no caso de doenças crônicas, a medida de incidência não é obtida facilmente. Quando não se consegue medir diretamente a incidência, se usa a prevalência na tentativa de substituir a primeira. Então, estima-se a incidência a partir dos dados de prevalência.

A prevalência é útil quando se planeja e administra serviços e programas em saúde. Por exemplo, o conhecimento da prevalência parece ser o mais indicado quando determinado produto será colocado à disposição da população. Assim, quando um tratamento antiparasitário é realizado em massa, ou quando se fornece óculos a deficientes visuais é necessário que se saiba a prevalência de parasitoses ou então de casos de deficiência visual. O cálculo da prevalência é, geralmente, suficiente, quando se precisa prever a necessidade de serviços de saúde, como número de leitos em um hospital e o número de consultas disponíveis a uma população.

A estimativa das medidas de incidência e prevalência possibilita um conhecimento adequado da situação. Desse modo, é feito um direcionamento apropriado das ações a respeito da reorganização dos serviços, da implantação de novos programas, do cancelamento de atividades, entre outros.

Link

O vídeo a seguir aborda incidência e prevalência:

https://goo.gl/Sr3om7

O texto a seguir aborda a prevalência:

https://goo.gl/NvM8Ys

Exemplo

1. Prevalência: em 31/12/2000, havia, em Fortaleza, 786 casos de hanseníase. Sabendo-se que a população em Fortaleza era de 2.141.402 habitantes, vamos calcular a prevalência de hanseníase para 100.000 habitantes.

   Taxa de prevalência = 186 ÷ 2.141.402 = 0,00037 = 0,000367 × 100.000 = 36,7 casos para 100 mil habitantes.

2. Incidência: no ano de 1991, foram confirmados 2.103 casos de cólera no Brasil. A população era de 146.825.475 habitantes. Vamos calcular a incidência de cólera, para 100.000 habitantes no ano de 1991.

   Taxa de incidência = 2.103 ÷ 146.825.475 = 1,43 × 10^{-5} = 1,43 × 10^{-5} × 100.000 = 1,43 casos para cada 100.000 habitantes. Ou ainda, temos 0,119 casos para 100.000 habitantes em cada mês do ano de 1991.

Referência

UNASUS. *Epidemiologia*. [201-?]. Curso de Especialização em Saúde da Família. Disponível em: <https://unasus2.moodle.ufsc.br/pluginfile.php/6202/mod_resource/content/1/Cont_online14-04/un01/pdf/Preva_Inci.pdf>. Acesso em: 25 out. 017.

Leituras recomendadas

ALMEIDA FILHO, N. de; ROUQUAYROL, M. Z. *Introdução à epidemiologia*. 4. ed. rev. ampl. Rio de Janeiro: Guanabara Koogan, 2006.

HULLEY, S. B. et al. *Delineando a pesquisa clínica*: uma abordagem epidemiológica. 4. ed. Porto Alegre: Artmed, 2015.

PEREIRA, M. G. *Epidemiologia*: teoria e prática. Rio de Janeiro: Guanabara Koogan, 2014.

ROTHMAN, K. J.; GREENLAND, S.; LASH, T. L. *Epidemiologia moderna*. 3. ed. Porto Alegre: Artmed, 2011.

Mortalidade

Objetivos de aprendizagem

Ao final deste texto, você deve apresentar os seguintes aprendizados:

- Descrever o coeficiente de mortalidade geral.
- Explicar a aplicabilidade do coeficiente de mortalidade segundo a causa.
- Relacionar coeficiente de mortalidade infantil e indicadores de saúde.

Introdução

Em avaliações realizadas na área da saúde, geralmente indicadores "negativos" (mortalidade e morbidade) são utilizados em vez dos "positivos" (bem-estar, qualidade de vida e normalidade). Também há outros indicadores, contudo, não se enquadram na classificação de positivo ou negativo – por exemplo, os indicadores natalidade ou fecundidade. Existe um número expressivo de indicadores já em uso, além de muitas dimensões que devem ser averiguadas. Além disso, numerosas maneiras de classificá-los estão dispostas, tais como os indicadores que se referem às condições de saúde das pessoas, às do meio ambiente e às dos serviços de saúde.

Neste capítulo, você vai estudar o conceito de mortalidade e de indicador de mortalidade. Também vai aprender sobre o coeficiente, ou taxa geral de mortalidade além do coeficiente de mortalidade infantil. Os valores desses indicadores são muito importantes para pesquisas e ações de saúde pública.

Mortalidade e o indicador de mortalidade

A mortalidade se refere ao número de óbitos que ocorreram em determinada população, em determinado período de tempo. Os indicadores de mortalidade, por sua vez, podem ser calculados como a razão entre frequências absolutas de óbitos e números de sujeitos expostos ao risco de morrer.

Os indicadores de mortalidade podem ser qualificados de acordo com a categorização estabelecida, para os indivíduos expostos ao risco ou para aqueles que sofreram o dano. Os indicadores podem ser estimados em geral, quando todos os indivíduos da população se encontram expostos ao risco de morrer (o que é evidente e incontestável), e, neste caso, o **coeficiente de mortalidade geral (CMG)**, ou podem ser categorizados segundo critérios previamente estabelecidos, como gênero, idade, estado civil, causa e lugar, que são os **coeficientes de mortalidades específicas (CME)**.

> **Fique atento**
>
> Não confunda os termos "mortalidade" e "morbidade". **Morbidade** refere-se ao conjunto de indivíduos que adquiriram determinada doença em um intervalo de tempo. A **mortalidade** trata dos indivíduos que vieram a óbito, dentro de uma população, em um intervalo de tempo.

Coeficiente de mortalidade geral e coeficiente de mortalidade segundo a causa

Coeficiente de mortalidade geral (CMG): a taxa, ou coeficiente de mortalidade geral é calculada pela razão entre o número de óbitos (O) dividido pelo número de indivíduos de determinada população (P), e então multiplicado pela base referencial para a população exposta ao risco de morrer (1.000, 10.000, 100.000, e assim por diante). Veja a seguir a fórmula para cálculo do coeficiente de mortalidade geral.

$$CMG = \frac{N^{\circ} \text{ de óbitos}}{\text{População}} \times 10^n$$

Em saúde pública, sempre associada a outros coeficientes e índices, o CMG é utilizado na avaliação do estado sanitário de determinada área. Essa taxa propicia, ao menos teoricamente, para a possibilidade de se avaliar comparativamente o nível de saúde de localidades diferentes.

Coeficiente de mortalidade segundo causa (CME|d): também é possível calcular a taxa, ou coeficiente de mortalidade específica (pela doença d), que corresponde somente ao risco de morrer por aquela doença ou agravo em determinada população, durante intervalo de tempo definido.

Os coeficientes de mortalidade segundo causa são calculados pela razão do número de óbitos ocorridos por determinada causa e a população exposta ao risco de morrer por essa causa. Normalmente, multiplica-se o resultado por 100.000, base referencial da população. A sua fórmula é semelhante à do coeficiente de mortalidade geral: CME|d = (O|d) ÷ P, com a diferença de que, neste caso, se leva em conta apenas os óbitos ocorridos por causa da doença em estudo.

$$CME|d = \frac{N^o \text{ de óbitos por determinada doença}}{\text{População}} \times 10^n$$

Saiba mais

O coeficiente de mortalidade infantil mostra desigualdades no setor de saúde que se acentuam com o grau de desenvolvimento das regiões estudadas. Nas regiões menos desenvolvidas os coeficientes são mais elevados do que naquelas em que se dispõe de saneamento básico eficiente e de renda adequada à manutenção de condição de saúde satisfatória. Por exemplo, países da África, América Latina e de regiões subdesenvolvidas apresentam coeficiente médio de mortalidade infantil elevado, entre 30 e 50/1.000 nascidos vivos, enquanto em países economicamente desenvolvidos, essas taxas variam em torno de 10 por 1.000 nascidos vivos.

Coeficiente de mortalidade infantil

O coeficiente de mortalidade infantil (CMI) é calculado pela divisão do número de óbitos de crianças menores de um ano pelos nascidos vivos naquele ano, em determinada área, multiplicando por 1.000 o valor encontrado. Esse coeficiente mede, portanto, o risco de morte para crianças menores de um ano. O CMI possui dois componentes: mortalidade neonatal e mortalidade pós-neonatal. A mortalidade neonatal inclui os óbitos infantis com menos de 28 dias do nascimento, enquanto a mortalidade pós-neonatal ou tardia compreende os óbitos entre 28 dias e um ano de vida.

O coeficiente de mortalidade neonatal pode ser considerado indicador sensível de subdesenvolvimento, pois quando é elevado, aponta para falhas nos sistemas de proteção e promoção da saúde infantil.

Os dados absolutos, que permitem o cálculo desse coeficiente, podem ser influenciados pela qualidade dos registros, tanto de nascidos vivos quanto de óbitos de menores de um ano. Trata-se de um dos indicadores epidemiológicos mais sujeitos a distorções. Entre eles: ausências de registros de nascimentos e de óbitos, definição de nascido vivo no ano, declarações erradas da causa de morte e da idade da criança. Apesar das distorções, ainda assim o CMI é um indicador razoável de desigualdades regionais em saúde.

$$CMI = \frac{N^\circ \text{ de óbitos de crianças} < 1 \text{ ano}}{\text{Nascidos vivos}} \times 1.000$$

Link

Brasil recebe destaque da UNICEF contra a mortalidade infantil. Confira!

https://goo.gl/KdDaPS

Exemplo

1. **Coeficiente de mortalidade geral:** em 2011, o número de habitantes da região metropolitana de Porto Alegre/RS, era de 4.276.457. Também nesse ano, foram registrados 11.193 óbitos (BRASIL, 2013). Agora, vamos calcular o coeficiente de mortalidade geral para a população da região metropolitana de Porto Alegre no ano de 2011 por 1.000 habitantes.

    CMG = (11.193 óbitos ÷ 4.276.475 habitantes) × 1.000
    CMG = 2,62 mortes a cada 1.000 habitantes em 2011

2. **Coeficiente de mortalidade específica:** em 2010, a capital do Estado de Alagoas, Maceió, registrou 11 óbitos por doença diarreica em crianças menores de cinco anos. No mesmo ano, a população de crianças menores de cinco anos era de 71.381 (BRASIL, 2013). Agora, vamos calcular o coeficiente de mortalidade específica para doença diarreica em crianças menores de cinco anos para cada 1.000 habitantes em Maceió no ano de 2010.

$$CME = (11 \text{ óbitos} \div 71.381 \text{ habitantes}) \times 1.000$$
$CME = 0{,}15$ óbitos por doença diarreica para cada 1.000 crianças menores de cinco anos em 2010

3. **Coeficiente de mortalidade infantil:** em 2002, a cidade do Rio de Janeiro/RJ registrou o nascimento de 86.949 crianças vivas. Contudo, 1.346 crianças menores de um ano vieram a óbito. Agora, vamos calcular o coeficiente de mortalidade infantil na cidade do Rio de Janeiro no ano de 2002.

$$CMI = (1.346 \text{ óbitos} \div 86949 \text{ nascidos vivos}) \times 1.000$$
$CMI = 15{,}48$. O coeficiente de mortalidade infantil na cidade do Rio de Janeiro em 2002 é 15,48

Referência

BRASIL. Ministério da saúde. Rede Interagencial de Informações para a Saúde. *Indicadores e dados básicos*: Brasil 2012. dez. 2013. Disponível em: <http://tabnet.datasus.gov.br/cgi/idb2012/matriz.htm#demog>. Acesso em: 27 nov. 2017.

Leituras recomendadas

ALMEIDA FILHO, N. de; ROUQUAYROL, M. Z. *Introdução à epidemiologia*. 4. ed. Rio de Janeiro: Guanabara Koogan, 2006.

HULLEY, S. B. et al. *Delineando a pesquisa clínica*: uma abordagem epidemiológica. 3. ed. Porto Alegre: Artmed, 2008.

PEREIRA, M. G. *Epidemiologia:* teoria e prática. 6. ed. Rio de Janeiro: Guanabara Koogan, 2002.

ROTHMAN, K. J.; GREELAND, S.; LASH, T. L. *Epidemiologia moderna*. 3. ed. Porto Alegre: Artmed, 2011.

Esperança de vida

Objetivos de aprendizagem

Ao final deste texto, você deve apresentar os seguintes aprendizados:

- Descrever o que é esperança de vida.
- Identificar e calcular estimativas da população.
- Relacionar e aplicar a esperança de vida no âmbito da saúde.

Introdução

A esperança de vida é determinada por uma estimativa com relação ao número de anos esperados que essa população possa viver. Esse dado é um reflexo das condições de vida em que essa população está exposta e de fatores relacionados aos serviços de assistência à saúde, utilizada para grupos populacionais específicos, distribuídos geograficamente. Foi a partir da II Guerra Mundial que as taxas de esperança de vida apresentaram crescente aumento, não só no mundo, mas também no Brasil. A estimativa que aumenta a cada ano, apresenta forte relação com a mortalidade infantil e a morbidade da população idosa. O processo de vigilância é que irá proporcionar as informações para que os dados possam ser gerados, o que enfatiza a importância dos registros confiáveis e fidedignos junto aos órgãos de saúde responsáveis.

Neste capítulo, você vai aprender um pouco mais sobre a esperança de vida e como ela é determinada, entendendo assim, como interpretar essa importante estimativa populacional no âmbito da saúde. Todos os dados expressos serão utilizados não apenas para a estimativa de vida da população, mas também, para melhor entender os fatores socioeconômicos relacionados à assistência à saúde.

O que é esperança de vida?

A esperança de vida é determinada por uma medida numérica, resultando em uma estimativa que será dada para determinada população como anos a serem vividos por ela, se as condições encontradas no momento do seu nascimento forem mantidas. Essa estimativa geralmente é utilizada para grupos populacionais específicos, como para uma população residente em determinada localização geográfica, sendo decorrente da experiência de sobrevida e morte. Por se tratar de um dado estimado, discutir as limitações da esperança de vida é de suma importância para o desenvolvimento de diversas áreas de conhecimento. Essas limitações são caracterizadas pelo risco que os indivíduos estão expostos durante a vida.

Estudos epidemiológicos são utilizados para determinar o tempo de sobrevida de indivíduos de uma população, após a ocorrência de eventos pré-estabelecidos, estando o indivíduo exposto ou não a fatores de risco. Os dados resultantes desses estudos irão impactar na esperança de vida de indivíduos portadores de determinada doença. Nesses estudos de coorte, para que se obtenham dados populacionais relacionados ao evento de interesse, você precisa determinar um evento referência, por exemplo, o diagnóstico de uma doença. O diagnóstico de determinada doença, por mais particular que seja varia de indivíduo para indivíduo. É estabelecido como um tempo comum, tempo zero, para se estimar a esperança de vida após determinada doença. A partir de então, passa a se contar os anos que essa pessoa vai viver até que se tenha um desfecho de morte, desde esteja relacionada à doença que está sendo estudada. Entendendo que uma coorte é um grupo de pessoas que compartilham condições em comum, são esses estudos que você deve seguir, visto que para determinar a esperança de vida, um indivíduo está inserido em uma população que corresponde a coorte que nasceu em determinada região demográfica com determinadas condições de saúde.

Com o passar dos anos, a taxa de esperança de vida para ambos os sexos no Brasil e no mundo aumentou significativamente e a diminuição das taxas de mortalidade é uma implicação que também contribui para essa estimativa. Como fator impactante está a morbidade, visto que é caracterizada como reflexo das condições de saúde da população idosa. Além da esperança de vida ao nascer, também é estimado pela Organização Mundial da Saúde, a estimativa de vida da população que apresenta 60 anos. Em 2015, era estimado para o Brasil, que idosos que chegassem aos 60 anos teriam uma esperança de vida de mais 21,7 anos.

Essa longevidade da população, fez com que estudiosos levantassem hipóteses para tentar explicar essas altas taxas que vêm sendo relatadas no decorrer dos anos, chegando à hipótese de compressão e expansão da morbidade.

Essas hipóteses foram caracterizadas como importante fator para explicar a longevidade da população idosa atual. A hipótese de compressão da morbidade determina que a idade média em que há aparecimento do início de alguma condição crônica ou alguma incapacidade pode aumentar mais rapidamente que a esperança de vida, resultando em uma redução no tempo de sobrevida com a doença, caracterizando uma velhice com melhores condições de saúde. Já a expansão da morbidade é determinada pela longevidade do idoso após o aparecimento de fatores agravantes diretamente relacionados com a taxa de letalidade dos mesmos. Podemos atribuir esse aumento na sobrevida de pessoas aos avanços tecnológicos da medicina, mesmo para aquelas que convivem com alguma condição crônica. Não só a sobrevida após algum agravante, mas a medicina e suas melhorias também correspondem ao adiantamento da idade de início de muitas doenças.

E é com base nos dados de mortalidade, natalidade e longevidade, que cada vez mais a estimativa de vida da população pode se aproximar ao valor correspondente à realidade, o valor real.

A teoria da transição epidemiológica, descrita inicialmente por Omran (1971), é mundialmente conhecida, utilizada para explicar como as causas de mortalidade contribuem para a estimativa de esperança de vida, com o aumento significativo da estimativa com o passar dos anos. Porém, há controvérsias que apontam que uma transição fixa, determinada apenas pelo perfil de mortalidade, é inadequada. Essa transição fixa é caracterizada pela mortalidade com relação a doenças infectocontagiosas, que passaram por um período de erradicação. Se opondo então à transição fixa, está o surgimento de novas tecnologias, citando aqui especificamente as relacionadas à área da saúde, alguns países serão pioneiros em utilizar essas tecnologias, enquanto outros só aproveitarão essa tecnologia após algum tempo. Esse fato faz com que a desigualdade com relação à saúde aumente, sendo reflexo do acesso a esses benefícios proporcionados por essa tal nova tecnologia. A pergunta é: como isso pode ser resolvido? Simples, a tecnologia em saúde precisa ser acessível para todos os países, facilitando a difusão de seus benefícios, diminuindo a desigualdade e barrando a crescente esperança de vida de alguns países com relação a outros, geralmente subdesenvolvidos. Vencer os choques tecnológicos e seu resultado é um paradigma que ainda não faz parte da realidade mundial. A transição da saúde, e não epidemiológica, é o termo que vêm sendo defendido para essas mudanças.

As fases dessa transição são caracterizadas como a mortalidade por doenças infecciosas, revolução contra as doenças cardiovasculares e a luta contra a mortalidade nas idades muito avançadas. No Brasil, está sendo relatado o ressurgimento de doenças infecciosas que já haviam sido controladas, como a dengue, prolongando o processo de transição, resultando na ocorrência de situações epidemiológicas de diferentes regiões dentro do mesmo país, criando um cenário com características contrastantes. Mesmo com esse ressurgimento de algumas doenças, estudos demonstram que as principais causas de óbitos estão relacionadas a neoplasias.

> **Fique atento**
>
> As taxas de esperança de vida podem ser estimadas em uma população total, divididas em grupos diferentes separados por sexo, resultando assim, números de anos de vida diferentes para homens e mulheres.

Como obter essas informações populacionais

A medida de estimativa da esperança de vida de uma população é expressa em tempo. Essa unidade geralmente é dada em anos no âmbito da saúde pública, podendo ser apresentada em mês quando direcionada a estudos clínicos específicos para determinadas doenças, por exemplo. Para que essa estimativa expresse dados confiáveis, existem técnicas específicas denominadas tábuas de vida. Aqui você vai aprender mais sobre a tábua de vida de uma geração e tábua de vida de coorte sintética.

Tábua de vida de uma geração

Essa técnica é baseada na experiência verdadeira de sobrevida e morte de uma coorte, quando é acompanhada toda a sua composição, desde o nascimento até a morte e desaparecimento do último membro dessa população em estudo. Para que essa tábua se aplique para estimar a vida de humanos são necessários dados vitais fidedignos e confiáveis, assim como observações sobre os possíveis movimentos migratórios dessa população (o que desfavoreceria a utilização dessa tábua para obtenção de dados populacionais).

Tábua de vida de coorte sintética

É o modelo mais comum utilizado para que se obtenha estimativa da população humana. Os dados obtidos são decorrentes dos óbitos registrados em cada ano de vida, ou seja, ela apresenta a probabilidade de morte e sobrevivência de determinado número de indivíduos em certa idade.

Para o cálculo, são utilizados:

- sobreviventes: indica o número de indivíduos no início da idade x;
- falecimentos: indica o número de indivíduos que faleceram ao longo da idade x;
- probabilidade de sobrevivência: indica a probabilidade de um indivíduo com idade x de sobreviver ao longo desta idade, chegando a próxima idade y, por exemplo;
- probabilidade de morte: indica a probabilidade de um indivíduo com idade x de falecer no decorrer desta idade.

Mortalidade

A mortalidade é uma taxa que corresponde à quantidade de indivíduos mortos referente a determinada população já estabelecida, podendo ser apresentada por gênero, idade, entre outros fatores. Essa taxa tem atualização anual, podendo ser inferida através dela, a velocidade de extinção de uma população, em função do falecimento dos seus indivíduos. Relatórios de divulgação mundial desses dados apresentam taxa de mortalidade infantil como fator determinante para os dados de esperança de vida ao nascer. No Brasil, no ano de 2016, a mortalidade infantil foi de 40 mil. Essa taxa corresponde ao óbito de crianças com idade inferior a 1 ano de idade, em que as principais causas são anomalias congênitas e doenças agudas do trato respiratório. Já para a população adulta com idade entre 15 e 60 anos, a taxa foi de 142 para cada 1.000 habitantes.

Letalidade

Expressa em percentagem, é a taxa de proporção entre o número de mortes por uma doença e o número total de doentes acometidos pela doença por determinado período de tempo.

Fecundidade

Relacionado ao envelhecimento demográfico mundial, está a redução da fecundidade. A responsável foi a emancipação natural feminina com o decorrer da história, que resultou um declínio rápido das taxas de fecundidade sem que nenhum programa de política pública fosse implementado. A queda da fecundidade observada acarreta na diminuição do número de crianças, implicando no processo do envelhecimento demográfico, que se dá através do crescimento do número relativo de pessoas mais velhas sobre o total da população, associado com a redução do número de jovens.

Morbidade

A taxa de morbidade é caracterizada pelo número de portadores de uma doença em uma população (Figura 1). Com relação à esperança de vida, esse termo é utilizado quando se deseja caracterizar condições crônicas ou incapacidade de idosos.

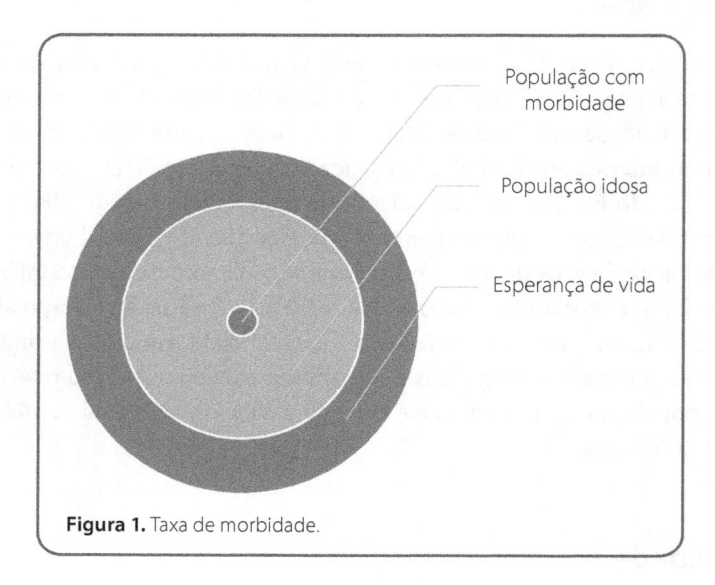

Figura 1. Taxa de morbidade.

Nesse exemplo, você pode entender melhor essa relação entre indivíduos que constituem a taxa de morbidade, caracterizados como população idosa que passou a apresentar algum agravante, dentro de uma coorte com esperança de vida estimada.

Proporções de sobrevida

A sobrevida é uma medida utilizada para se referir a estimativa de um indivíduo sobreviver após o diagnóstico de uma doença (Figura 2). Essa estimativa geralmente é baseada em indivíduos que são submetidos ao tratamento indicado para tal doença.

O corpo clínico utiliza essa estimativa para o prognóstico do paciente, reforçando a veracidade dos fatos divulgados em estudos, visto que esses resultados são reproduzidos para a população em geral.

Os resultados de sobrevida de pacientes diagnosticados doentes são retrospectivos, ou seja, são resultados calculados obtidos de pacientes já tratados. Devido às constantes melhorias na saúde com relação às técnicas terapêuticas, esses estudos estão sempre sendo atualizados, sendo um estudo contínuo necessário para que o paciente possa receber sempre o melhor tratamento, que aumente as taxas de sobrevida desse indivíduo após o diagnóstico.

Por mais que a estimativa de sobrevida possa ser reproduzida para populações, não é específica, pois cada paciente apresenta suas particularidades, tanto fisiológicas relacionadas ao organismo único de cada indivíduo, citando nesse fator a genética das células para o combate à doença, assim como comportamentais, em como o paciente doente se adapta e segue no tratamento indicado.

Para que a esperança de vida possa resultar em uma vida saudável, são avaliados os anos vividos com saúde e sem saúde. Portanto, se um indivíduo viveu 86 anos, sendo 82 anos saudáveis, consideramos que quatro anos vividos não foram saudáveis, sendo que esses anos caracterizados como não saudáveis, não são necessariamente os últimos anos de vida desse indivíduo.

A Sociedade Americana de Câncer divulgou, em 2016, dados de sobrevida para mulheres que são acometidas pelo câncer de mama. Foi relatado que essa estimativa está relacionada ao estágio em que é diagnosticada a doença. Se diagnosticada na fase inicial do câncer de mama, a taxa de sobrevida da mulher pode chegar a quase 100% após cinco anos. Quanto mais tardio diagnosticado o câncer, menor a taxa de sobrevida das mulheres, visto que em estágio II, a taxa estimada para essas mulheres é de 93%, em estágio III é de 72%, e podem ainda ter um tratamento com sucesso. Devido à metástase que pode vir acorrer no organismo em estágios mais avançados, a sobrevida cai para 22% em cinco anos. Na prática, após o diagnóstico, o paciente passa a ingressar no estudo, passando para coortes distintas, uma que segue o tratamento sem ocorrências, uma que não segue o tratamento e uma que segue o tratamento, porém apresenta ocorrências ao longo do tempo. As estimativas irão apresentar esperança de vida com números diferentes e esses números serão divulgados e utilizados pelo corpo clínico para o prognóstico de novos pacientes diagnosticados com a mesma doença.

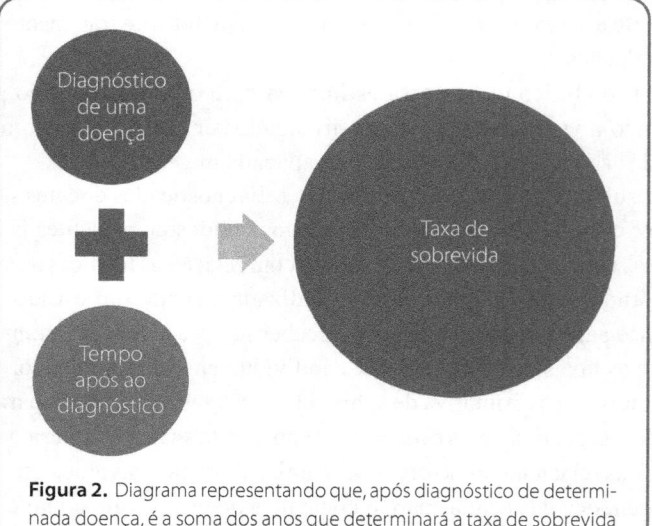

Figura 2. Diagrama representando que, após diagnóstico de determinada doença, é a soma dos anos que determinará a taxa de sobrevida de indivíduos acometidos por determinada doença.

Tipos de população

Com relação aos tipos de população, as tábuas de vida podem utilizar uma população fechada ou uma população aberta. Uma população fechada em estudo não aceitará o ingresso de mais indivíduos e apenas perderá seus membros decorrente de morte. Essa população está relacionada às tábuas de vida de geração. Já uma população *aberta* aceita o ingresso de novos membros ao estudo, sendo esse ingresso pelo nascimento, o que ocorre nas tábuas de vida de coorte sintética.

Alguns estudiosos defendem uma população *fechada* mais ampla, que permite nascimentos como ingresso nessa população em estudo, rejeitando apenas imigrantes. A esperança de vida de uma população *fechada* que inicia com 1.000 indivíduos, visto que todos terão como desfecho certo a morte, após um período de tempo, será reduzido para zero com o fim da linhagem. Nos estudos de coorte que envolve sobrevida, se utiliza uma população aberta, em que cada novo indivíduo diagnosticado é integrado ao estudo.

Envelhecimento da população

No Brasil, entre as décadas de 1940 e 1960 houve significativa redução das taxas de mortalidade, resultando no aumento da taxa de crescimento populacional. A partir dos anos 60, houve o declínio da fecundidade, iniciando uma mudança real na distribuição etária brasileira. A somar com as reduções de taxa de mortalidade e fecundidade, o aumento da longevidade decorrente das melhorias nas condições de vida da população faz com que o envelhecimento da população possa ser considerado um fato na atualidade, recebendo mais atenção com o passar dos anos.

Projeções realizadas pela Organização das Nações Unidas esperam que em 2025, o Brasil deverá contar com 33,6% de pessoas com mais de 45 anos de idade e, em 2050, se assemelhará a estrutura etária dos países desenvolvidos, chegando a apresentar 40,9% de indivíduos com mais de 45 anos de idade e 17,3% com mais de 65 anos. O crescimento da população brasileira até 45 anos deve crescer apenas 7% até 2050, relatando também estimativas de 99,9 milhões de pessoas com mais de 45 anos em 2050, correspondendo crescimento de 187% em relação aos anos 2000. Para as pessoas entre 65 e 74 anos as estimativas apontam crescimento de 317% entre 2000 e 2050 e para as pessoas com mais de 75 anos de idade o crescimento estimado é de 528% no mesmo período.

Em decorrência desse envelhecimento da população, a demanda por serviços de saúde para consultas médicas deverá crescer 55%, exames 88%, tratamento 112% e internações 29%, elevando o gasto com saúde, servindo como sinalização para mudanças que possam vir a atender à demanda necessária para os serviços de saúde, que acarretarão aumento do PIB de aproximadamente 25% até 2050. Pelas projeções, o país já pode planejar suporte de oferta para se adaptar as demandas esperadas.

> **Saiba mais**
>
> A estimativa de vida de uma geração é recomendada para estudos de populações com tempo de vida já conhecido por ser curto, por exemplo, os mosquitos. Citamos a estimativa de vida de uma população de insetos, visto que geralmente essa estimativa é utilizada apenas quando a vida de uma população é curta o bastante para que seja possível acompanhar desde o nascimento até o desaparecimento de seu último indivíduo, colocando fim a espécie. Estudos que envolvem humanos não utilizam a estimativa de vida de uma geração devido à essa limitação, já que é bastante difícil registrar dados de uma população de humanos desde o nascimento até o desaparecimento do último indivíduo.

A importância da esperança de vida no âmbito da saúde

A esperança de vida é uma medida utilizada para estudar e caracterizar as condições de saúde e bem-estar da população em geral e também para determinar a sobrevida após a ocorrência de eventos específicos.

Para que os dados divulgados correspondam à estimativa real aproximada do número de esperança de vida de uma população, é fundamental que a vigilância seja confiável e mais aproximada possível da realidade de cada região. A vigilância é a denominação do processo de coleta, gerenciamento, análise, interpretação e divulgação de informações que irão gerar os dados, identificando assim, os indivíduos que necessitam de tratamento para doenças, educação, por exemplo, direcionando a política de saúde pública.

Após a divulgação do resultado dos dados, as estimativas em saúde podem ser relacionadas a fatores socioeconômicos. Quando são determinados valores estimados altos para a esperança de vida ao nascer, concluímos que essa população vive em boas condições de saúde, por apresentar taxa de mortalidade infantil baixa e alta longevidade. A esperança de vida vem aumentando em todo mundo, e foi a partir do século XX que foi relatado esse fato crescente a cada ano. Em 1995, a estimativa mundial de esperança de vida era de 46,5 anos para a população em geral, que aumentou significativamente em 2005, passando para 65,4 anos. Os dados são atualizados por relatório gerado pela Organização Mundial da Saúde, disponíveis na internet para consulta. Os dados atualizados do ano de 2015 mostram que a população mundial apresentou esperança de vida de 71,4 anos. Os homens têm estimativa de vida de 69,1 anos e mulheres de 73,8 anos. No Brasil, em 2015, a esperança de vida foi de

75 anos, superando a média mundial estimada. Estratificando esses dados, os homens brasileiros vivem em média 71,4 anos e as mulheres 78,7 anos. A mudança com relação ao número de anos vividos pela população global, assim como no país, é resultado da significativa melhora na qualidade de vida, considerando fatores como a educação, saúde, assistência social, saneamento básico, segurança no trabalho, índices de violência e também a presença de guerras e conflitos locais. A OMS também divulga uma série de dados obtidos com a vigilância epidemiológica relacionada a diversas variáveis, como a mortalidade materna e infantil, doenças infectocontagiosas, suicídios, consumo de álcool, obesidade, entre outros.

As políticas na área da saúde, para que sejam tomadas decisões de prevenção e controle, são feitas a partir de resultados de resumo de saúde obtidos através dos dados gerados pelas informações coletadas no processo de vigilância.

Os conceitos de saúde e morbidade não apresentam conceitos de fácil definição, como a mortalidade, por exemplo. Os componentes expressos pela morbidade, como a doença e estado funcional não se caracterizam por apresentarem uma evolução constante e em sintonia, uma doença pode acometer um indivíduo sem agravo de suas funções, assim como o agravo de funções pode não vir acompanhado e doença. Assim como podem existir várias possibilidades para se definir saúde, existem também diferentes maneiras de se mensurar a expectativa de vida saudável.

Apenas os indicadores de taxa de mortalidade e morbidade se tornam insuficientes para avaliar o bem-estar da população em geral, em específico a população idosa. A mortalidade nem sempre é um resultado fidedigno da situação de saúde ou morbidade, pois muitos óbitos têm sua causa por um potencial de letalidade pequeno, em que sua real importância no conjunto da população acaba sendo subestimada. Outro fator é quando se analisa a mortalidade por causas, geralmente não são consideradas as múltiplas condições patológicas concomitantes (causas associadas), que concorrem para que a estrutura real de causas de mortalidade não seja conhecida. Por outro lado, quando o foco é a taxa de sobrevida, através de indicadores de prevalência de uma doença, o problema advém por serem incapazes de refletir adequadamente sobre letalidade. Assim, pode haver doenças com letalidade e mortalidade altas, mas prevalências muito baixas e vice-versa.

> **Link**
>
> Para ter mais conhecimentos sobre a expectativa de vida no Brasil, assista ao video disponível no link ou código a seguir.
>
> https://goo.gl/jtBcrU

Por fim, uma informação que pudesse fornecer dados do estado de saúde da população supriria a demanda que se espera para estimar a esperança de vida da população com saúde, mas ainda não há uma vigilância em saúde com dados tão fidedignos mundialmente para fornecimento dessas informações, assim como também, não há um consenso de estado de saúde da população para estimar a esperança de vida baseado apenas nesse indicador. A esperança de vida saudável é um dado que não é a esperança de vida total, e existem várias possibilidades de definição de saúde, o que dificulta essa estimativa de esperança de vida saudável. A capacidade funcional dos idosos, ou seja, a capacidade de quem chegou à idade avançada conseguindo suprir atividades rotineiras sem auxílio, como caminhar, se alimentar, entre outros, sugere um novo conceito de saúde, visto que a população está envelhecendo. O que importaria, nesse caso, não seriam as doenças propriamente ditas, mas sim, a capacidade de o indivíduo permanecer na comunidade, desfrutando de sua independência e mantendo suas relações e atividades sociais sendo acometido pela doença.

> **Exemplo**
>
> Como aplicação da esperança de vida em estudos epidemiológicos, você pode estimar a esperança de vida dos indivíduos que já nascem acometidos por determinada patologia, por exemplo, os que sobrevivem ao primeiro ano de vida, se unem àqueles que sobreviveram ao segundo ano e assim por diante. Assim, será possível obter resultados em números da média de anos que determinada coorte viverá (nascida naquele ano e tendo as mesmas condições de vida das que existiam no nascimento).

Referências

INSTITUTO ONCOGUIA. *Taxa de sobrevida para câncer de mama*. 05 out. 2014. Disponível em: <http://www.oncoguia.org.br/conteudo/taxa-de-sobrevida-para-cancer-de-mama/6563/264/>. Acesso em: 20 nov. 2017.

OMRAN, A. R. *The epidemiologic transition*: a theory of the epidemiology of population change. Milbank Memorial Fund Quarterly, 1971, 29: 509-538.

QUALIFICAÇÃO de Indicadores do IDB-1998: A-13. Esperança de vida ao nascer: expectativa de vida ao nascer, vida média ao nascer. 1998. Disponível em: <http://tabnet.datasus.gov.br/cgi/idb1998/fqa13.htm>. Acesso em: 14 out. 2017.

WORLD HEALTH ORGANIZATION. *Annex B*: tables of health statistics by country, who region and globally. 2016. Disponível em: <http://www.who.int/gho/publications/world_health_statistics/2016/EN_WHS2016_AnnexB.pdf?ua=1>. Acesso em: 15 out. 2017.

Leituras recomendadas

DIAS JÚNIOR, C. S.; COSTA, C. S. O envelhecimento da população brasileira: uma análise de conteúdo das páginas da REBEP. In: ENCONTRO NACIONAL DE ESTUDOS POPULACIONAIS, 15., 2006, Caxambú, MG. *Anais eletrônicos...* Caxambú, 2006. Disponível em: <http://www.abep.org.br/~abeporgb/publicacoes/index.php/anais/article/viewFile/1521/1485>. Acesso em: 20 nov. 2017.

KILSZTAJN, S. et al. Serviços de saúde, gastos e envelhecimento da população brasileira. In: ENCONTRO DA ASSOCIAÇÃO BRASILEIRA DE ESTUDOS POPULACIONAIS, 13., 2002, Ouro Preto, MG. *Anais eletrônicos...* Ouro Preto, 2002. Disponível em: <http://www.abep.org.br/publicacoes/index.php/anais/article/viewFile/1252/1216>. Acesso em: 20 nov. 2017.

LUCAS, L. A. P.; MARTINS, P. H. V. *Aplicação da tabela de múltiplos decrementos para as principais causas de óbitos*: uma abordagem para esperança de vida no Brasil. [2015?]. Disponível em: <http://www.abep.org.br/~abeporgb/publicacoes/index.php/anais/article/viewFile/2796/2685>. Acesso em: 20 nov. 2017.[2015?]. Disponível em: <http://www.abep.org.br/~abeporgb/publicacoes/index.php/anais/article/viewFile/2796/2685>. Acesso em: 20 nov. 2017.

UNIVERSIDADE ABERTA DO SUS. *Aumento da expectativa de vida no Brasil*. [201-?]. Disponível em: <https://ares.unasus.gov.br/acervo/handle/ARES/9654>. Acesso em: 20 nov. 2017.

UNIDADE 4

Fecundidade

Objetivos de aprendizagem

Ao final deste texto, você deve apresentar os seguintes aprendizados:

- Descrever o que é fecundidade.
- Identificar os fatores que influenciam a fecundidade.
- Identificar o coeficiente geral de fecundidade.

Introdução

A fecundidade é um indicador de saúde que estima a média do número de filhos que uma mulher teria até o final do seu período fértil. Sendo assim, esse indicador mensura a condição de reprodução média das mulheres em um determinado local. Essa medida é útil para comparações entre grupos populacionais, avalia tendências demográficas cujo conhecimento se faz necessário para o planejamento das políticas públicas de saúde. Há uma mudança de comportamento social e uma redução significativa no índice de fecundidade, o que por consequência altera a pirâmide demográfica no país e no mundo. Com isto, surge a necessidade de novas políticas públicas de saúde serem desenvolvidas e pensadas para adaptar o país e as pessoas à nova configuração demográfica.

Neste capítulo, você verá o que é a fecundidade e o que influencia na mudança deste indicador de saúde. Além disso, será abordada a aplicação do cálculo do coeficiente geral de fecundidade.

Coeficiente geral de fecundidade

Segundo Rouquayrol e Gurgel (2013), o conceito de Coeficiente geral de fecundidade (CGF) é a razão entre o número médio de nascidos vivos tidos por mulher em idade fértil de uma população e calculado diretamente por meio de estudos censitários pelo somatório dos coeficientes de fecundidade específicos por idade.

Assim, o cálculo para o CGF é:

- **CGF** = (número de nascidos vivos em uma determinada área no ano/ população de mulheres em idade fértil no mesmo período) × 1000.

Em períodos intercensitários, pode ser calculado de maneira indireta pela razão entre o número de crianças nascidas vivas de uma população (em determinado ano) e o número de mulheres em idade fértil daquela população (naquele ano).

A faixa etária utilizada para determinação da fecundidade não é consenso entre os autores, alguns acreditam que como o comportamento social obteve uma mudança ao longo dos últimos anos, algumas adolescentes têm ingressado na vida sexual mais cedo, assim há uma tendência a adotar o período de fertilidade nessa faixa etária mais precoce, entre 10 e 19 anos (ROUQUAYROL; GURGEL, 2013). Por outro lado, alguns autores como Pereira (2014), referem que a idade fértil da mulher se dá dos 15 aos 49 anos, pois muito embora, antes dos 15 anos de idade, a mulher possa ter filhos, a maioria dos nascimentos ocorre na faixa etária entre 15 e 49 anos. Sendo assim, vamos assumir que o período fértil da mulher fica na faixa etária de 15 a 49 anos.

Saiba mais

A gravidez na adolescência teve uma queda de 17% no Brasil segundo dados preliminares do Sinasc (Sistema de Informação sobre Nascidos Vivos) do Ministério da Saúde.

Em números absolutos a redução foi de 661.290 nascidos vivos de mães entre 10 e 19 anos em 2004 para 546.529 em 2015.

A região com mais filhos de mães adolescentes é o Nordeste (180.072 – 32%), seguido da região Sudeste (179.213 – 32%). A região Norte vem em terceiro lugar com 81.427 (14%) nascidos vivos de mães entre 10 e 19 anos, seguido da região Sul (62.475 – 11%) e Centro Oeste (43.342 – 8%).

Tabela 1. Nascimentos por residência da mãe, por ano do nascimento, segundo Região, considerando a idade da mãe entre 10-14 anos e em todas as idades, no período do ano de 2015.

Região	10-14 anos	Todas as idades
1 Região Norte	5014	320924
2 Região Nordeste	10064	846374
3 Região Sudeste	7081	1196232
4 Região Sul	2491	406529
5 Região Centro-Oeste	2050	247609
Total	26700	3017668

Fonte: Elaborado com base em Portal da Saúde ([2017?]).

Fique atento

Fecundidade é o potencial de procriar, mas pode não se realizar em algumas mulheres, em razão de esterilidade ou infertilidade. Como o homem divide com a mulher esse indicador, a infertilidade ou esterilidade masculina também pode interferir na reprodução e alterar as taxas de fecundidade (ROUQUAYROL; GURGEL, 2013; PEREIRA, 2014).

Taxas que se relacionam à fecundidade

Segundo Rouquayrol e Gurgel (2013), importa avaliar esse coeficiente porquanto ele é usado como taxa para cálculo de reposição natural da população, por isso são citados, mais frequentemente, como taxas, geral e específica, de fecundidade do que como coeficientes de fecundidade.

A fim de comparar populações, não podemos apenas considerar os números brutos de nascidos vivos, por exemplo, é necessário relacioná-los a outros dados que tenham relações, como no caso da fecundidade, a fertilidade e a natalidade.

Fertilidade é a capacidade de gerar filhos, e toda mulher, teoricamente, tem essa capacidade desde a menarca até a menopausa (idade fértil).

Normalmente, os cálculos das taxas e coeficientes são realizados em base anual, mas podem ser realizados em base mensais, semestrais ou aquela que for de interesse do gestor de saúde ou do pesquisador.

As principais taxas que tem relação com a fecundidade geral são as descritas a seguir:

> Taxa geral de natalidade = (número de nascidos vivos, no período)/(população na metade do período) × 1000;
> Taxa de fecundidade específica, por idade = (número de nascidos vivos, no período, de mulheres de um dado grupo etário) / número de mulheres do mesmo grupo etário, na metade do período) × 1000.

Esse indicador relaciona o número de nascidos vivos, referidos a uma determinada idade da mãe, com o número total de mulheres, na mesma idade. Para esse cálculo, é preciso saber a idade materna para a computação desse indicador. Justifica-se o seu uso pela grande variação da fecundidade em relação à faixa etária das mães.

A partir deste indicador, é possível estimar a taxa de fecundidade total, utilizada para comparações populacionais. Sua obtenção se dá pela soma das taxas de fecundidade específicas, por idade, ou seja, o somatório das 35 taxas específicas (uma para cada idade).

> Taxa geral de natalidade = (número de nascidos vivos em uma determinada área, no período)/(população da área ajustada para o meio do período) × 100.000.

As taxas de natalidade são muito utilizadas para acompanhar o que ocorre em uma população, com o passar do tempo, e apoiam os cálculos do crescimento natural da população (diferença entre os níveis de natalidade e mortalidade). No Brasil, por exemplo, a partir de 1960, foi percebido um decréscimo dos coeficientes de natalidade. Em 1970, a taxa de natalidade era de 30 por mil e esta caiu em 1990 para 23 por mil habitantes. Ou seja, em 10 anos houve uma redução de 7 por mil habitantes no Brasil.

Segundo Pereira (2014), esses dados são extremamente importantes para o planejamento das ações de saúde, as taxas de natalidade são empregadas para prever necessidades da população, como número de leitos em maternidade, de profissionais de saúde e consultas pré-natais.

> **Fique atento**
>
> Desde o ano 2000, houve uma redução de 13,3% do número total de nascimento no país. "Essa diminuição é devido à redução da taxa de fecundidade em todas as regiões brasileiras. O impacto dessa redução, em 2012, representou 450 mil nascimentos a menos, se comparada com o ano 2000".

Taxa bruta de reprodução = (número de nascidos vivos do sexo feminino, em uma determinada área, no período)/ (população da área ajustada para o meio do período) × 1000.

Segundo Pereira (2014), a taxa de reprodução informa o ritmo de nascimento de mulheres na população, o que indiretamente nos dá uma medida de fecundidade futura desta população, pois a taxa de bruta de reprodução é a metade da taxa de fecundidade total. Esta, multiplicada pela proporção de nascidos vivos do sexo feminino, resulta na taxa bruta de reprodução.

Fonte de dados para a fecundidade

Segundo Ervatti, Borges e Jardim (2015), a Lei de Registros Públicos representou um grande avanço para o desenvolvimento dos registros civis, ao alterar o fluxo de envio dos dados e centralizar a sua coleta e processamento. As informações relativas a nascimentos, óbitos (inclusive fetais), casamentos, separações judiciais e divórcios passam, assim, a ser coletadas pelo IBGE, diretamente dos Cartórios, em todo o Território Nacional. Entretanto, problemas históricos permanecem, entre eles, o sub-registro e o registro tardio.

Segundo Rouquayrol e Gurgel (2013), O CGF, além de ser útil para comparações entre grupos populacionais, avalia tendências demográficas cujo conhecimento se faz necessário para planejamentos em geral de políticas públicas com enfoques para saúde, previdência, habitação, educação e outros. Sempre que usado para cálculo de tendência ou outros cálculos, deve ser chamado de taxa para cálculos.

Como fonte de dados para os cálculos de fecundidade, são encontrados os registros civis, recenseamentos e inquéritos. Apesar de os dados conterem imprecisões, eles têm se tornado mais próximos da realidade nos últimos anos, sendo assim, os equívocos existentes não invalidam a utilização das estatísticas, já que mesmo assim, permitem uma análise aproximada da situação real (PEREIRA, 2014).

Segundo Ervatti, Borges e Jardim (2015), os censos demográficos têm como principal vantagem a abrangência, já que cobrem todo o Território Nacional, fornecendo estimativas até a nível municipal. Apesar de os quesitos de fecundidade constarem apenas no Questionário da Amostra, no Censo Demográfico 2010, esse questionário foi aplicado para mais de 21 milhões de pessoas. Uma das suas principais limitações diz respeito à periodicidade. Por ser uma operação complexa e dispendiosa, os censos demográficos brasileiros ocorrem, tradicionalmente, a cada 10 anos.

Os recenseamentos e inquéritos são interessantes para investigação de natalidade e da fecundidade quando consideramos àquelas imprecisões registradas nas demais fontes. Assim, apesar de serem estimativas indiretas, eles auxiliam fortemente, como no Brasil, em que o censo demográfico é a fonte básica de dados para o estudo desses coeficientes, não apenas da fecundidade. Além disso, as pesquisas amostrais do IBGE, fornecem informações e corroboram com os dados, potencializando a precisão e a estimativa calculada.

No Brasil, existem dois grandes sistemas de informações referentes aos nascidos vivos: o Instituto Brasileiro de Geografia e Estatística (IBGE) e o Ministério da Saúde. Essas são as principais fontes de dados para o cálculo do CGF.

O Ministério da Saúde tem investido muito em inquéritos e pesquisas que apoiam a obtenção de dados e análises dos mesmos, podemos citar o Sistema de Informação sobre Nascidos Vivos (Sinasc), o Sistema de Informação de Agravos de Notificação (Sinan), o Sistema de Informações Hospitalares do Sistema Único de Saúde (SIH-SUS), o Sistema de Informações sobre Mortalidade (SIM), o DATASUS e a Rede Interagencial de Informações para a Saúde (Ripsa). O Ministério também tem realizado publicações esclarecendo o papel e a importância desses sistemas (BRASIL, 2009).

Fecundidade na atualidade

Segundo Pereira (2014), os níveis de fecundidade da mulher são resultantes de múltiplas causas localizadas no próprio ser humano e no meio ambiente. O desenvolvimento socioeconômico está intimamente correlacionado ao nível de fecundidade da população, mas trata-se de uma relação na qual existem fatores biológicos e comportamentais, em complexa interação.

De um lado, temos a importância das crianças na subsistência de famílias rurais e carentes, onde a mão de obra infantil faz parte da produtividade familiar e de certa seguridade futura, ainda, a alta mortalidade infantil impede um número mais significativo de crianças, as quais poderiam representar força de trabalho expressiva. Por outro lado, com a redução da mortalidade infantil e a modernização da sociedade, as famílias passam a ter um menor número de crianças. (PEREIRA, 2014).

Segundo Pereira (2014), quando a família necessita comprar alimentos, pagar escola, transporte e tantas outras despesas como ocorre atualmente na vida urbana, os filhos pesam consideravelmente no orçamento familiar e por consequência há um limitador do número de filhos e o genuíno desejo por famílias menores.

Podem ser identificados dois grandes grupos de fatores para a determinação da fecundidade da população, os fatores determinantes **básico/distantes/distais** de natureza socioeconômica, e os fatores determinantes **imediatos/próximos/proximais** que têm sua ação direta sobre a fecundidade, como idade biológica, infertilidade, tempo de casamento, o uso de métodos contraceptivos, o aborto espontâneo ou induzido (PEREIRA, 2014).

Segundo Pereira (2014), se a taxa de fecundidade total for de 2,1 ou 2,2, a população tende a se estabilizar. Se a taxa de fecundidade estiver acima de 2,2, a população tende a crescer e ainda mais rápido quando se afasta desses valores.

Rouquayrol e Gurgel (2013) dizem que reposições maiores ou iguais a 2,1 crianças por mulher durante seu ciclo reprodutivo são sugestivas de fecundidade necessária e suficiente para assegurar a reposição com crescimento populacional.

Se a taxa for maior que 2,2, haverá reposição da população, em número equivalente ao das pessoas que morrem e ainda um excesso, o que faz o crescimento demográfico ser positivo (PEREIRA, 2014).

Por outro lado, se a taxa for menor do que 2, a tendência é a redução da população em tamanho, ou seja, não haverá reposição equivalente ao número de pessoas que morrem, e a população apresentará crescimento demográfico negativo (PEREIRA, 2014).

Nos coeficientes encontrados para o Brasil, ao longo dos anos, fica evidente a mudança ocorrida após o ano de 1960, período a partir do qual essa taxa cai para valores que, se mantidos, não repercutirão na reposição da população.

Segundo Ervatti, Borges e Jardim (2015), a transição da fecundidade representa a passagem de um regime com elevado número de nascimentos por mulher para outro regime em que esses níveis se situam em patamares relativamente baixos. Além disso, a queda do nível da fecundidade é acompanhada por alteração em seu padrão etário, ou seja, alteram-se as idades em que as mulheres têm seus filhos. Praticamente, todos os países experimentaram ou estão experimentando uma transição da fecundidade durante o chamado "processo de modernização" da sociedade. A queda da fecundidade é inclusive uma das características dessa modernização e uma condicionante de outras mudanças que tomam curso durante o processo, como as modificações nos papéis das mulheres na sociedade.

No Brasil, há uma queda acentuada da fecundidade após 1960. Atribui-se essa queda acelerada a mudanças materiais e econômicas e aos aspectos sociais e culturais. Nesse sentido, a rápida transição da fecundidade brasileira se dá com a passagem de uma taxa de fecundidade total de mais de seis filhos, em média, por mulher, em 1960, para menos de dois filhos, em média, por mulher, em 2010 (ERVATTI; BORGES; JARDIM, 2015).

Segundo Rouquayrol e Gurgel (2013), sabe-se que esse índice reflete a disponibilidade das mulheres para a função reprodutiva. Pelos dados, vê-se que esse seu papel se restringiu muito desde os anos 1960, a ponto de não se ter, em 2010, sequer a reposição populacional comumente esperada. No entanto, antes de ser uma preocupação, isso certamente é um forte sinal da mudança dos valores cultivados pela sociedade, os quais fizeram, então, com que a mulher extrapolasse as funções restritas à comunidade familiar, atuasse na coletividade e participasse da sociedade global.

Incorporando novos papéis, atuando em todas as áreas, das ciências às artes, da política à produção, a mulher desacelerou sua evolução no eixo do desenvolvimento para caminhar mais nos eixos do crescimento e do funcionamento. Foi a hora de projetar-se no espaço biopsicossocial. As exigências de formação mais completa, humanística, científica e tecnológica, restringiram sua disponibilidade para a reprodutividade e concorreram por tempo também para o bom desempenho de suas funções pela comunidade, coletividade, sociedade e humanidade (ROUQUAYROL; GURGEL, 2013).

Tabela 2. Taxa de fecundidade total, Brasil e grandes regiões, 1991-2005.

Ano	Grandes Regiões					Brasil
	Norte	Nordeste	Sudeste	Sul	Centro-oeste	
1991	4,0	3,4	2,3	2,5	2,6	2,7
1992	3,8	3,2	2,3	2,4	2,5	2,7
1993	3,7	3,1	2,2	2,4	2,4	2,6
1994	3,6	3,0	2,2	2,3	2,4	2,5
1995	3,5	2,9	2,2	2,3	2,3	2,5
1996	3,4	2,8	2,2	2,3	2,3	2,4
1997	3,3	2,7	2,1	2,2	2,2	2,4
1998	3,2	2,7	2,1	2,2	2,2	2,4
1999	3,1	2,6	2,1	2,2	2,2	2,3
2000	3,1	2,7	2,1	2,1	2,1	2,4
2001	3,0	2,7	2,0	1,9	2,1	2,2
2002	2,8	2,5	1,9	1,8	2,0	2,1
2003	2,6	2,4	1,8	1,8	1,9	2,1
2004	2,5	2,4	1,8	1,8	2,0	2,0
2005	2,5	2,2	1,8	1,8	2,0	2,0

Fonte: Rede Interagencial de Informações para a Saúde (2007).

Referências

BRASIL. Ministério da Saúde. *A experiência brasileira em sistemas de informação em saúde*. Brasília, DF: Ministério da Saúde, 2009. 2 v. (Série B. Textos Básicos de Saúde).

ERVATTI, L. R.; BORGES, G. M.; JARDIM, A. de P. (Org.). *Mudança demográfica no Brasil no início do século XXI*: subsídios para as projeções da população. Rio de Janeiro: IBGE, 2015. (Estudos & Análises. Informação Demográfica e Socioeconômica; 3).

PEREIRA, M. G. *Epidemiologia*: teoria e prática. Rio de Janeiro: Guanabara Koogan, 2014.

PORTAL DA SAÚDE. *Sistema de Informações sobre Nascidos Vivos (SINASC)*. [2017?]. Disponível em: < http://svs.aids.gov.br/cgiae/sinasc/>. Acesso em: 24 ago. 2017.

REDE INTERAGENCIAL DE INFORMAÇÕES PARA A SAÚDE. *Indicadores e dados básicos para a saúde – 2007* (IDB-2007): tema do ano: nascimentos no Brasil. Disponível em: < http://www.ripsa.org.br/2014/10/30/indicadores-basicos-para-a-saude-no-brasil--conceitos-e-aplicacoes-livro-2a-edicao-2008-2/>. Acesso em: 24 ago. 2017.

ROUQUAYROL, M. Z.; GUERGEL, M. (Org.). *Epidemiologia e saúde*. 7. ed. Rio de Janeiro: MedBook, 2013.

Leitura recomendada

INSTITUTO BRASILEIRO DE GEORGRAFIA E ESTATÍSTICA. Teen. *Fecundidade*. 2017. Disponível em: <http://teen.ibge.gov.br/biblioteca/274-teen/mao-na-roda/1726--fecundidade-natalidade-e-mortalidade>. Acesso em: 23 ago. 2017.

Natalidade

Objetivos de aprendizagem

Ao final deste texto, você deve apresentar os seguintes aprendizados:

- Descrever o que é natalidade.
- Identificar os fatores que influenciam a natalidade.
- Relacionar a natalidade com a economia e o crescimento populacional.

Introdução

O Brasil está passando por mudanças demográficas que afetam aspectos da sociedade e da vida cultural. A transição demográfica ocorre em sincronia com o desenvolvimento urbano-industrial, e suas raízes estão na queda das taxas de mortalidade e natalidade. No início dessa transição, com a queda da mortalidade, observa-se a aceleração do crescimento vegetativo da população, seguido pela desaceleração relacionada à diminuição da natalidade.

Neste capítulo, você vai entender como a natalidade é determinada, quais fatores estão envolvidos com essas taxas e qual é o impacto disso na sociedade.

Descrevendo a natalidade

A taxa de natalidade pode ser expressa como a intensidade dos nascimentos sobre determinada população. Sabe-se que essa taxa é diretamente influenciada pela estrutura da população, permitindo uma comparação temporal entre regiões, destacando que elevadas taxas de natalidade estão relacionadas com aspectos culturais e com condições socioeconômicas precárias da população em questão.

Analisando os nascimentos a partir da taxa de natalidade, você pode calcular o crescimento vegetativo da população, estimar o componente migratório e planejar processos de gestão e avaliação de políticas públicas relacionadas à atenção à saúde materno-infantil.

A natalidade, alavancada com a mortalidade, sãos as duas variáveis que irão determinar o crescimento vegetativo de uma população. Esse crescimento vegetativo é caracterizado como a diferença entre as taxas de natalidade e mortalidade em um período de tempo estipulado. A taxa de natalidade indica os nascimentos registrados por mil habitantes, na população residente em determinado espaço geográfico, no ano considerado. O coeficiente dessa relação determina a frequência com que ocorrem os nascimentos nessa população. Ver Figura 1.

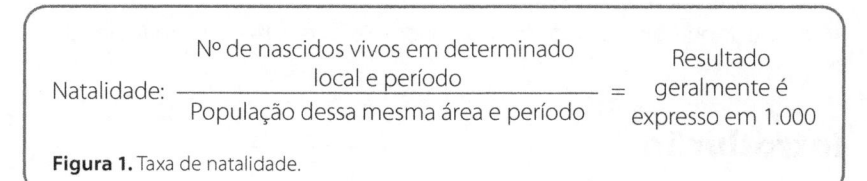

$$\text{Natalidade: } \frac{\text{N° de nascidos vivos em determinado local e período}}{\text{População dessa mesma área e período}} = \text{Resultado geralmente é expresso em 1.000}$$

Figura 1. Taxa de natalidade.

Coeficiente de natalidade está relacionado com o coeficiente de fecundidade. Entre os anos de 1900 e 1960, o valor médio registrado de nascimentos no Brasil foi de 44 nascimentos por 1.000 habitantes. Após esse período, temos o registro de declínio de 34% desse coeficiente, sendo registrada uma média de 29 nascimentos por 1.000 habitantes entre os anos de 1970 e 2000. Seguindo esse ritmo, o Instituto Brasileiro de Geografia e Estatística (IBGE), estima que, em 2050, o valor para esse coeficiente seja de 12 nascimentos por 1.000 habitantes.

Na época de altas taxas de mortalidade, natalidade e fecundidade, período entre 1950 e 1960, as mulheres brasileiras tinham em média seis filhos, atingindo a taxa de crescimento populacional de 3%. Após esse período, o país passou por mudanças significativas na estruturação populacional e a taxa de fecundidade foi de 6,2 filhos por mulher para 1,9; a taxa de mortalidade por mil habitantes foi de 19,7 para 6,1, e a taxa de natalidade, que era de 43,5 por mil habitantes, foi para 16. Essas quedas, em especial na taxa de mortalidade e natalidade, foram mais acentuadas a partir da década de 1980.

Como muitos indicadores, a taxa de natalidade apresenta algumas limitações, principalmente, em áreas pouco desenvolvidas, em que o número de nascidos vivos pode estar propício a sofrer correções devido às imprecisões com relação à coleta de dados ou até mesmo à metodologia empregada.

A determinação das taxas de natalidade depende no geral, da intensidade com que as mulheres têm filhos a cada idade, do número de mulheres em idade fértil e da distribuição etária relativa das mulheres dentro do período reprodutivo.

> **Fique atento**
>
> A diminuição da natalidade, quando ocasiona mudanças populacionais – tanto em crescimento quanto em faixa etária –, necessita de esforços direcionados para as atuais gerações de crianças e jovens, especialmente nas áreas de saúde e educação. Com os esforços voltados a essas áreas, a boa qualidade de vida seria garantida quando essa população envelhecesse, além de impulsionar o desenvolvimento da sociedade brasileira e de sua economia nas próximas décadas.

Fatores que influenciam a natalidade

Fertilidade

A taxa de fertilidade é caracterizada como a capacidade fisiológica em se gerar uma nova vida. Essa taxa não é aplicada aos homens devido às dificuldades encontradas tanto com relação à determinação desse período para esse grupo quanto pela menor certeza de paternidade da criança. Sendo assim, a fertilidade é um indicador aplicado apenas para mulheres com idade fértil definida entre 15 e 49 anos.

Fecundidade

A taxa de fecundidade geral é determinada pelo número de filhos gerados pelas mulheres em idade fértil (Figura 2). Essa estimativa baseada na taxa de natalidade não é um indicador fidedigno para se analisar as diferenças dos níveis de fecundidade entre populações, visto que as mulheres em idade fértil variam de população para população.

$$\text{Taxa de fecundidade geral} = \frac{\text{Número de nascidos vivos}}{\text{Mulheres em idade fértil}}$$

Figura 2. Taxa de fecundidade.

Além disso, existem mais duas variáveis com relação à determinação da taxa de fecundidade, a específica e a total. A taxa específica de fecundidade é a determinação de nascimentos vivos gerados por mulheres de determinada faixa etária, sendo estimada também entre mulheres correspondentes àquela faixa. A taxa de fecundidade total corresponde ao número médio de filhos que uma mulher teria ao terminar o período reprodutivo. A taxa específica de fecundidade se refere ao número médio de filhos que uma mulher de determinada idade teria em um ano e a taxa de fecundidade total depende do conjunto de todas as taxas específicas, ou seja, as taxas específicas de todas as idades das mulheres em período fértil.

Crescimento vegetativo

O crescimento vegetativo de uma população é o dado obtido por meio da subtração da taxa de natalidade pela taxa de mortalidade. Assim, podemos estimar o crescimento da população com relação aos nascimentos e óbitos. Essa taxa é a principal causa de crescimento populacional atual.

Crescimento demográfico

Na taxa que determina o crescimento demográfico de uma população é levado em consideração além do crescimento vegetativo, os movimentos demográficos verticais e a mobilidade horizontal ao longo da história, popularmente conhecidos como movimentos migratórios. O crescimento populacional demográfico em países desenvolvidos apresenta melhor qualidade se comparados aos países subdesenvolvidos.

Transição da estrutura etária

A transição demográfica sempre é acompanhada por uma mudança na estrutura etária da população. Essa mudança estrutural é desenhada em forma de pirâmide (Figura 3), para que possa ser observado o processo de envelhecimento ou não de uma população. É a base da pirâmide que vai proporcionar uma visualização rápida dessas mudanças. A diminuição da base da pirâmide é resultado da diminuição da taxa de natalidade.

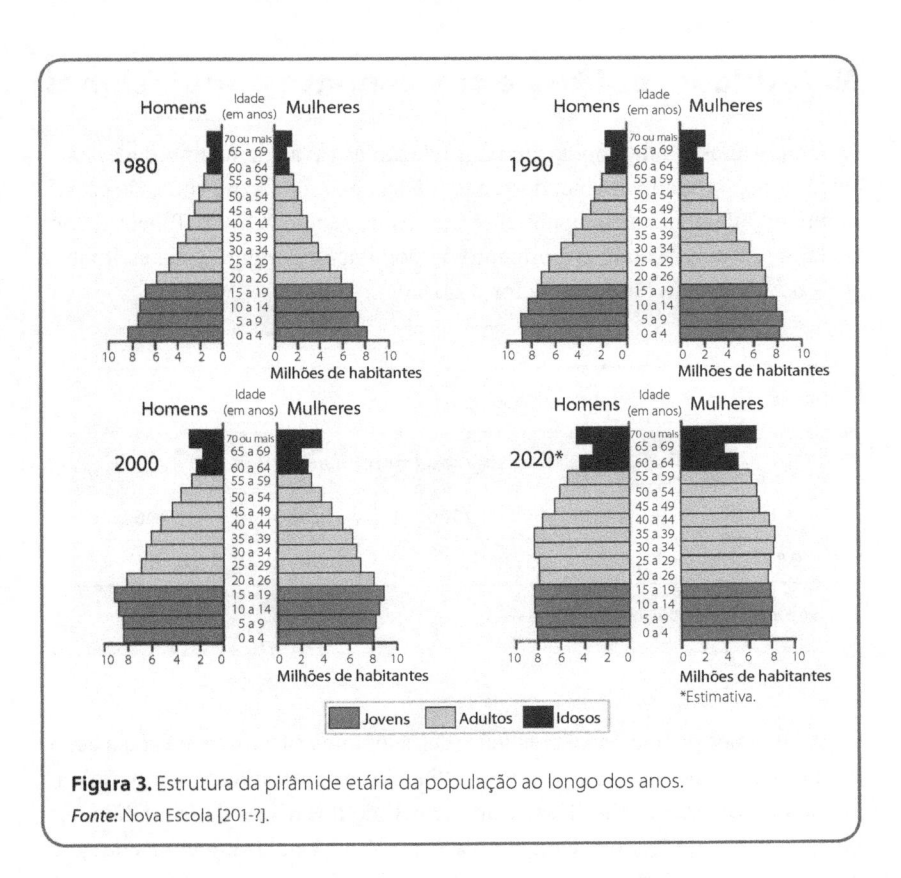

Figura 3. Estrutura da pirâmide etária da população ao longo dos anos.
Fonte: Nova Escola [201-?].

> **Saiba mais**
>
> A diferença entre as taxas de natalidade e mortalidade em meados do século XX elevou o crescimento vegetativo da população. Foi a aproximação das duas taxas que determinou a redução desse crescimento. Estima-se que, por volta do ano de 2050, haverá uma estabilidade do crescimento vegetativo da população brasileira. Essas projeções futuras também indicam a reversão dessas taxas, gerando decréscimo da população.

Natalidade, política e crescimento populacional

O comportamento da população com relação às taxas de fecundidade, natalidade e mortalidade desencadeou a tendência de redução no ritmo de crescimento populacional, principalmente a partir do século XX. Na Tabela 1, você pode observar a taxa de crescimento da população por ano e sua estimativa para o futuro, com base nos dados do IBGE.

Tabela 1. Taxa de crescimento da população.

Taxa de crescimento				
1900	1950	2000	2050	2062
2,94%	3%	1,5%	0,24%	0%

Fonte: adaptada de IBGE (2011) e IBGE (2004).

A dinâmica populacional brasileira, desde os anos 80, passa pela etapa denominada como "bônus demográfico" ou "janela de oportunidade demográfica". O que isso realmente significa? Com o declínio dos níveis de fecundidade, a população em idade ativa, enquadrada entre 15 e 64 anos, aumenta, enquanto a população caracterizada como dependente, diminui. Esse cenário apresenta um número maior de pessoas em idade para trabalhar, ou seja, a dependência daqueles que teoricamente não estariam fazendo parte da força de trabalho seria menor. Por esse motivo, essa fase da transição demográfica deveria impulsionar o desenvolvimento econômico e social do país, gerando riqueza e poupança interna, resultando na melhoria da qualidade da educação básica com geração de recursos para investimentos em infraestrutura, por exemplo. E, somado a isso, a população idosa que ainda é pequena, não exigiria do sistema de proteção social. Contudo, nada saiu como o imaginado para o ambiente que se criou. A primeira década de "bônus demográfico" ficou conhecida como a "década perdida" e apenas no fim dos anos 90 foi que o país retomou, lentamente, o desenvolvimento econômico. Hoje, há mais de 30 anos após o início da etapa promissora, o olhar mais crítico sobre os aspectos da vida social e econômica não consegue enxergar os resultados esperados da inércia demográfica. Nos próximos anos, estima-se que a "janela de oportunidades" começará a se fechar, tendo em vista o continuado processo de redução dos níveis da fecundidade e o aumento da longevidade. O resultado das mudanças das taxas, com redução de seus níveis, está ocorrendo em âmbito mundial, e é possível observar o envelhecimento da sociedade.

A queda da taxa de fecundidade afeta o comportamento das taxas de natalidade, implicando num volume menor de nascimentos, impactando no crescimento populacional (Figura 4). O aumento da esperança de vida aumenta também a população idosa, que pode estar diretamente relacionada ao número de óbitos que eleva a taxa bruta de mortalidade, que após sofrer tendência de queda até o início dos anos 2010, passa a ter um ritmo continuado de crescimento.

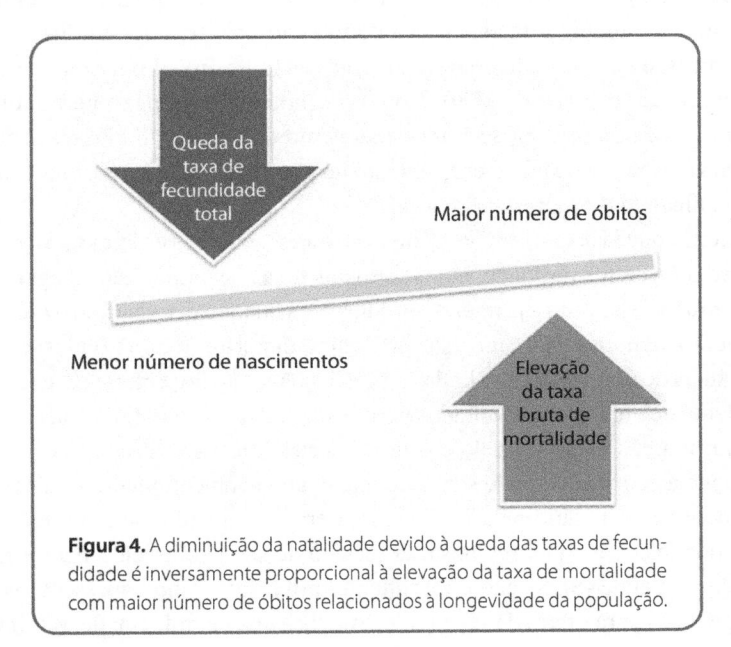

Figura 4. A diminuição da natalidade devido à queda das taxas de fecundidade é inversamente proporcional à elevação da taxa de mortalidade com maior número de óbitos relacionados à longevidade da população.

Quando as taxas de fecundidade total e bruta de mortalidade se cruzarem, fato estimado para o início dos anos 2040, ocasionará a redução no volume da população brasileira, quando o número de óbitos registrados será maior que o número de nascimentos, sugerindo que o país está diante de uma questão que diz respeito mais à qualidade do que à quantidade dessa população.

Link

Acesse o link para observar como a natalidade associada à mortalidade afeta no crescimento populacional.

https://goo.gl/XVRnne

Economia relacionada ao crescimento populacional

O resultado da redução das taxas de fecundidade, natalidade, mortalidade infantil e o aumento da esperança de vida ao nascer refletem diretamente no processo de transição demográfica, iniciado no Brasil por volta de 1950, intensificado a partir de 1980. Com isso, houve diminuição na população com faixa etária inferior a 15 anos e aumento da população idosa (acima dos 60 anos), caracterizando o crescimento da população economicamente ativa, intensificando o progresso econômico.

Com a queda do número de crianças e adolescentes nos últimos anos, reflexo da redução da fecundidade, com efeito nas taxas de natalidade, chegamos às consequências, sendo a primeira, na educação, quando é observado o crescente aumento no número de ingressos no Ensino Superior. Esse fato mostra a importância de uma atenção voltada ao aperfeiçoamento de professores e também aumento de profissionais voltados para esse nível de ensino. Em contrapartida, há diminuição na busca pelo ensino de séries iniciais e creches. Outra consequência econômica pode ser relacionada ao envelhecimento populacional, também influenciado pela natalidade, gerando impactos na previdência e os cuidados com a pessoa idosa. O serviço de saúde oferecido pelo Sistema Único de Saúde (SUS) não é totalmente universal e ainda apresenta vazios geográficos para oferta de serviços de média e alta complexidade, reforçando a necessidade de reestruturação de fontes de financiamento e processos de gestão para confrontar, de forma adequada, as questões associadas à maior longevidade da população e ao funcionamento do sistema como um todo.

Contudo, uma importante parcela dos custos na saúde é ligada ao exercício da medicina relacionado à especialização dos profissionais e inovações tecnológicas (equipamentos e medicamentos) de interesse industrial. Desses gastos, o principal está vinculado às inovações tecnológicas e aos interesses da indústria, que cobra cada vez mais por cada novo medicamento ou equipamento colocado no mercado.

Por fim, se faz necessário uma organização do sistema de saúde para responder às necessidades geradas pela demanda atual e futura. A velocidade acelerada da transição demográfica brasileira faz com que essa organização necessite de resposta rápida, por exemplo, a realização de ações de promoção e prevenção direcionadas à população, sobretudo no processo saúde-doença.

É responsabilidade do Estado: o desenvolvimento social, promover políticas, ações e estratégias direcionadas para as atuais gerações de crianças e jovens, especialmente nas áreas de saúde e educação. Dessa forma, não somente se garantiria qualidade de vida futura, mas, também, o desenvolvimento da sociedade brasileira e de sua economia nas próximas décadas. Caso isso não aconteça, a janela de oportunidade será perdida e o bônus demográfico não terá contribuído para a melhoria do país.

Exemplo

Os passos descritos a seguir mostram como a maioria dos países encara a transição demográfica.
1º passo: grande parcela da população abaixo da idade de trabalho, população dependente, neste caso, as crianças.
2º passo: com o tempo, esse contingente migra para a faixa seguinte de idade, compondo a população em idade ativa.
3º passo: com elevada parte da população em idade ativa, se caracteriza a fase do bônus demográfico, em que o crescimento regional econômico geralmente é impulsionado.
4º passo: população em idade ativa volta a ser inferior à população dependente, sendo agora essa população dependente a idosa, acarretando encargos previdenciários e assistenciais para a sociedade. A fase intermediária é importante para se obter o crescimento sustentado da economia, sem gerar grandes impactos para o passo seguinte. O Brasil já passou pelo primeiro passo e no futuro próximo atingirá os estágios em que estão atualmente países como Itália, Estados Unidos e Japão, a respeito do envelhecimento populacional.

Referências

INSTITUTO BRASILEIRO DE GEOGRAFIA E ESTATÍSTICA. *Sinopse do Censo Demográfico 2011*. Rio de Janeiro: IBGE, 2011. Disponível em: <http://www.ibge.gov.br/home/estatistica/populacao/censo2010/tabelas_pdf/Brasil_tab_1_4.pdf>. Acesso em: 25 nov. 2017.

NOVA Escola. *O que vamos ser quando envelhecermos?* [201-?]. Disponível em: <http://rede.novaescolaclube.org.br/planos-de-aula/o-que-vamos-ser-quando-envelhecermos>. Acesso em: 25 nov. 2017.

Leituras recomendadas

AVILA, R. I.; MACHADO, A. M. Oportunidades na educação e desafios no mercado de trabalho face à transição demográfica brasileira. *Indicadores Econômicos FEE*, Porto Alegre, v. 43, n. 3, p. 111-124, 2016. Disponível em: <https://revistas.fee.tche.br/index.php/indicadores/article/view/3581/3664>. Acesso em: 27 nov. 2017.

CARVALHO, J. A. M. de; SAWYER, D. O.; RODRIGUES, R. do N. *Introdução a alguns conceitos básicos e medidas em demografia*. 2. ed. rev. São Paulo: ABEP, 1994. (Textos didáticos, 1). Disponível em: <http://www.abep.org.br/publicacoes/index.php/textos/article/viewFile/8/6>. Acesso em: 27 nov. 2017.

GIBA. *Mundo geografia*. [201-?]. Disponível em: <https://www.mundoedu.com.br/uploads/pdf/5384c123aa2a5.pdf>. Acesso em: 27 nov. 2017.

MIRANDA, G. M. D.; MENDES, A. C. G.; SILVA, A. L. A. Desafios das políticas públicas no cenário de transição demográfica e mudanças sociais no Brasil. *Interface*, Botucatu, v. 21, n. 61, p. 309-320, abr./jun. 2017. Disponível em: <http://www.scielo.br/pdf/icse/v21n61/1807-5762-icse-1807-576220160136.pdf>. Acesso em: 27 nov. 2017.

TAXA bruta de natalidade. [200-?]. Disponível em: <http://www.ripsa.org.br/fichasIDB/pdf/ficha_A.7.pdf>. Acesso em: 27 nov. 2017.

Composição da população em idade e sexo

Objetivos de aprendizagem

Ao final deste texto, você deve apresentar os seguintes aprendizados:

- Identificar o que é uma população.
- Descrever os indicadores populacionais demográficos e socioeconômicos.
- Relacionar a composição da população com a transição demográfica.

Introdução

Uma população é composta por indivíduos que apresentam determinadas características em comum. Para determinar a composição de uma população, é necessária a utilização de indicadores, sendo eles demográficos, socioeconômicos, ou com relação à informação que se deseja obter dessa população específica. A variação desses indicadores populacionais faz com que a caracterização de uma população possa ser estabelecida e as possíveis transições demográficas possam ser detectadas.

Neste capítulo, você vai aprender sobre a composição da população, a importância da idade e do sexo dessa população na sua composição e como os indicadores populacionais vão interferir da transição demográfica.

Identificando a população

A população de um estudo corresponde a indivíduos de um cenário específico, que devem apresentar características semelhantes já definidas. Por exemplo, pessoas que vivem no Estado do Rio de Janeiro e que têm mais de 65 anos correspondem a uma população total.

Convém ressaltar que para ser feita a realização de estudo das populações, se utiliza as taxas de probabilidade, visto que os resultados obtidos pelos estudos podem não ser aplicados a todos indivíduos dessa população total.

Saber identificar uma população é fundamental, não apenas para a epidemiologia, mas também, para a bioestatística, que utiliza métodos para a obtenção de informações sobre uma população baseados em amostragens. Ou seja, estimativas para a área da saúde são feitas retirando uma amostra dos dados de uma população total.

Em estudos epidemiológicos que envolvem dados estatísticos é utilizada somente uma amostra de uma população, devido ao seu grande tamanho inviabilizar o estudo de sua totalidade. Assim, a amostragem de determinada população seria sua representação como um todo.

O primeiro passo para a realização de uma pesquisa envolvendo população é identificar os objetivos que você pretende alcançar com o estudo, pois eles vão ser a base para as etapas seguintes. Após a determinação dos objetivos, você precisa conhecer a população que será estudada e determinar os objetivos específicos que serão buscados. A identificação das variáveis que serão utilizadas para se obter os objetivos estipulados é de suma importância em estudos epidemiológicos. Exemplificando, se o objetivo é analisar a sobrevida de uma população acometida com câncer de mama, você precisa identificar a população, que neste caso, devem ser mulheres de faixa etária pré-determinada, diagnosticada com câncer. Deve também observar as variáveis que podem ser com relação ao tratamento que receberam, por exemplo, comorbidades.

A Figura 1 mostra como obter uma população de estudo, sabendo que em estudos epidemiológicos, se utiliza apenas uma amostragem de uma população total. Os resultados dos estudos epidemiológicos são aplicados para a população-alvo que estava envolvida nesse estudo. Sendo assim, é necessário conhecer e identificar essa população para que o conjunto de elementos que se deseja investigar tenha coerência e possa ser aplicado a essa população.

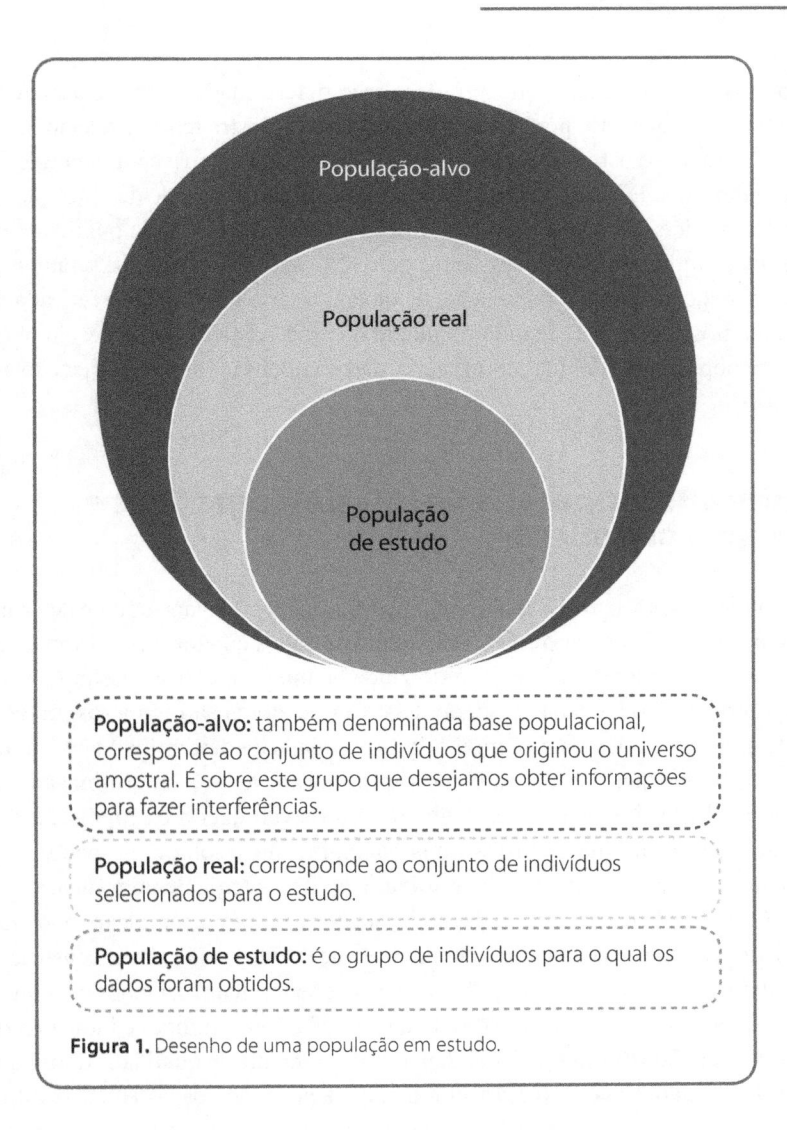

População-alvo: também denominada base populacional, corresponde ao conjunto de indivíduos que originou o universo amostral. É sobre este grupo que desejamos obter informações para fazer interferências.

População real: corresponde ao conjunto de indivíduos selecionados para o estudo.

População de estudo: é o grupo de indivíduos para o qual os dados foram obtidos.

Figura 1. Desenho de uma população em estudo.

Amostragem

Para a realização de estudos epidemiológicos não são utilizados dados de uma população total, visto que a quantidade de indivíduos que compõem uma população é extremamente elevada. É aí que a amostragem de uma população é importante. Ela seria o subgrupo da população total, da qual os dados são obtidos, e os resultados encontrados serão determinados como parâmetros aplicados a toda essa população total da qual a amostragem foi selecionada.

Contudo, os estudos de amostragens populacionais possuem vantagens e desvantagens. Entre as vantagens: economia, mais facilidade de obtenção de dados, rapidez de resultados, diminuição de erros, controle da qualidade do estudo, diminuição de vieses, entre outros. Como desvantagens: o tamanho muito pequeno de uma população, da qual não seria justificável a retirada de uma amostragem para estudo e quando a característica que se deseja obter dessa população é de fácil observação, não compensando a estratificação em amostra.

Indicadores populacionais demográficos e socioeconômicos

Os indicadores são medidas que contêm informações relevantes sobre determinada variável. Essa variável é um conjunto de dados que fornece informações capazes de caracterizar o estado de saúde de uma população, assim como o desempenho do sistema de saúde. Esses indicadores são números, taxas e estimativas que devem se aproximar da realidade de determinado evento ou condição dos quais-se deseja obter a informação. Após a determinação dos valores desses indicadores em número, é possível fazer a extrapolação dos dados obtidos a fim de realizar uma comparação em tempo e espaço. Essa comparação é utilizada para determinar a epidemiologia demográfica.

O processo de construção de um indicador é bastante complexo, podendo existir variações relacionadas à enumeração de eventos ou à própria construção do indicador. Os indicadores populacionais podem ser apresentados em números absolutos, razões, proporções, taxas e coeficientes, índices e indicadores.

A qualidade de um indicador depende diretamente da qualidade dos dados utilizados para sua construção, enfatizando a precisão dos sistemas de informações empregados com relação ao registro, coleta e transmissão dos dados.

Um indicador deve apresentar dados completos para todos os eventos, deve ter consistência com valores coerentes aos eventos, ser mensurável e apresentar relevância, respondendo a prioridades de saúde com boa relação de custo-efetividade, justificando o investimento, tempo e recursos envolvidos no indicador criado. A excelência de um indicador é definida pela sua validade, pela capacidade de medir o que se pretendia, levando à precisão do dado, ser confiável com reprodutibilidade dos resultados em situações semelhantes, apresentar sensibilidade e especificidade.

Após a construção de indicadores, é necessária a utilização de critérios que irão avaliar e selecionar esses indicadores de saúde. O primeiro critério está relacionado à subnotificação de eventos ou dados, que poderão distorcer os resultados. Seguindo, o critério de definições e procedimentos empregados na construção dos indicadores, eles devem ser internacionalmente padronizados para que a sua comparabilidade com relação ao tempo e espaço possa ser realizada. Entre outros critérios podemos citar a qualidade e comparabilidade dos indicadores, bom poder discriminatório, possibilidade de obtenção dos dados para populações geográficas definidas, assim como possibilidade de obtenção do indicador com dados já disponíveis, e a sensibilidade com relação às mudanças de fatores ambientais, sociais e políticas públicas.

Os indicadores de saúde são classificados conforme o Quadro 1.

Quadro 1. Classificação dos indicadores de saúde.

Globais	■ Empregam dados relativos ao total da população. Exemplos: taxa geral de mortalidade e taxa bruta de natalidade. ■ A comparação entre indicadores globais sofre interferência com relação à faixa etária da população.
Específicos	■ Empregam na sua construção dados sobre um grupo etário específico. Exemplo: taxa de mortalidade infantil. ■ São indicadores que apresentam boa sensibilidade e permitem apreender diferenças temporais, espaciais ou de grupos da população.
Sintéticos	■ São as medidas. Exemplo: esperança de vida.

A seleção de indicadores de saúde e seus níveis de desagregação podem variar em função da disponibilidade de sistemas de informação, fontes de dados, recursos, prioridades e necessidades específicas em cada região ou país.

No ano de 1996, foi constituída a Rede Interagencial de Informações para a Saúde (Ripsa), com cerca de 30 entidades representativas dos segmentos técnicos e científicos nacionais envolvidos na produção e análise de dados que se associaram para aperfeiçoar informações de interesse comum.

A Ripsa apresenta como objetivos: implementar mecanismos de apoio para o aperfeiçoamento na produção de dados e informações, e a partir disso promover trocas com os demais sistemas de informação da administração pública.

Esse sistema tem como base a obtenção de um dado que irá gerar uma informação e posteriormente virar um indicador, concluindo que o indicador de saúde pode fornecer o necessário para revelar a situação de saúde de uma região, sendo muito utilizado para o monitoramento da situação de saúde, planejamento de intervenções, comparação entre grupos e populações e estimativas de tendência e projeções.

Por existirem diversos indicadores, há seis subconjuntos temáticos: demográficos, socioeconômicos, mortalidade, morbidade e fatores de risco, recursos e cobertura. Cada indicador é caracterizado nesses subconjuntos com relação ao seu conceito, método de cálculo, categorias de análise e fontes de dados.

Os **indicadores demográficos** são:

- população total;
- razão de sexos;
- taxa de crescimento da população;
- grau de urbanização;
- proporção de menores de 5 anos na população;
- proporção de idosos na população;
- índice de envelhecimento;
- razão de dependência;
- taxa de fecundidade total;
- taxa específica de fecundidade;
- taxa bruta de natalidade;
- mortalidade proporcional por idade;
- mortalidade proporcional por idade em menores de 1 ano;
- taxa bruta de mortalidade;
- esperança de vida ao nascer;
- esperança de vida aos 60 anos.

Os **indicadores socioeconômicos** são:

- taxa de analfabetismo;
- níveis de escolaridade;
- produto interno bruto;

- razão de renda;
- proporção de pobres;
- taxa de desemprego;
- taxa de trabalho infantil.

Os indicadores mais conhecidos entre os demográficos são a taxa de crescimento populacional, taxa de fecundidade total, taxa bruta de natalidade, taxa bruta de mortalidade e esperança de vida ao nascer. Com relação aos marcadores socioeconômicos: a taxa de desemprego, níveis de escolaridade e taxa de analfabetismo.

São esses indicadores, baseados em dados coletados da população em geral que será possível saber sua composição com relação à idade e sexo, visto que as taxas resultados dessas estimativas de indicadores mostram essas projeções.

Indicadores com relação à idade e sexo da população

Os indicadores de saúde referentes a uma população enquadrados como demográficos vão estar diretamente relacionados à faixa etária ou ao sexo, por isso, essas variáveis são as principais levadas em consideração em uma população. Para que se obtenha o indicador de índice de envelhecimento, é considerada a faixa etária da população idosa, e para saber a taxa específica de fecundidade se deve saber o número de filhos por mulher em cada idade, assim por diante.

Levando em consideração essas informações, saber identificar a população para o estudo e interpretar os indicadores são de extrema importância na epidemiologia.

> **Saiba mais**
>
> A população brasileira acompanhou a média mundial com relação à transição demográfica. Em 1550, o Brasil tinha 15 mil habitantes; em 1700, era estimada uma população de 300 mil habitantes. O patamar de 3,2 milhões foi atingido em 1800; 17,4 milhões em 1900 e 51,9 milhões em 1950. No censo do ano 2000, a população brasileira foi estimada em 171,3 milhões de habitantes. A projeção populacional para 2050 no Brasil é de 259,8 milhões.

Composição populacional e transição demográfica

Ao observar que a população mundial já atinge a casa dos bilhões de habitantes paramos para pensar que esse contingente populacional levou séculos para chegar onde está, apresentando diferentes ritmos de crescimento relacionado às épocas históricas.

Há, aproximadamente, 8 mil anos a.C., a população mundial correspondia a cerca de 8 milhões de habitantes. No início da era cristã, a população era composta por 300 milhões de habitantes, e apenas 1237 anos depois, sua quantidade duplicou. Por volta de 1750, a população total mundial era de 800 milhões de habitantes, valor duplicado após 150 anos. Com o passar dos anos, uma quantidade menor de tempo era necessária para que o crescimento populacional fosse verificado. Em 2000, a população mundial correspondia a cerca de 6.085.572 habitantes, e a estimativa para 2050 é de 9.075.903 habitantes. Vale salientar, que o crescimento populacional mundial é variável com relação à região.

A teoria da transição demográfica surgiu no século XX, com base nas modificações observadas no continente europeu. As transformações demográficas começaram a ser relacionadas com a natalidade e mortalidade alavancadas com o processo de industrialização. As fases relacionadas à industrialização foram subdivididas, refletindo no tamanho e na composição da população (Quadro 2).

Quadro 2. Fases da transição demográfica.

Fase pré-industrial	Fase da industrialização	Fase de consolidação da sociedade industrial
Crescimento populacional lento	Crescimento populacional intenso	Tendência populacional estável ou regressiva

A teoria da transição demográfica foi o modelo explicativo para as mudanças demográficas no decorrer da história. Em 1950, essa teoria foi relacionada com o desenvolvimento econômico, sendo inserida no contexto de modernização.

Com isso, taxas de fecundidade elevadas mundialmente foram observadas em populações rurais, não industriais, em que um número elevado de filhos correspondia a uma maior mão-de-obra. Em contrapartida, nesse mesmo cenário, altas taxas de mortalidade eram observadas. Quanto mais industrializada e urbanizada era a população, menor era sua taxa de fecundidade.

Foi essa passagem de um contexto populacional para outro que foi conceituado a transição demográfica.

Link

Nesse documento, você pode aprofundar um pouco mais seu conhecimento com relação a cada indicador que se estima para determinação da caracterização de uma população.

https://goo.gl/y54bd

Indicadores relacionados à transição demográfica

Como principais indicadores relacionados com a transição epidemiológica, podemos citar os coeficientes de natalidade, fecundidade, mortalidade geral e infantil, taxa de crescimento populacional, envelhecimento da população, esperança de vida ao nascer, idade mediana e estrutura por idade e sexo de uma população.

A natalidade associada à mortalidade vai determinar o crescimento vegetativo de uma população. A fertilidade refere-se à capacidade fisiológica de a mulher gerar outra vida. O envelhecimento da população é o acúmulo progressivo de maiores contingentes populacionais nas faixas etárias avançadas. A idade mediana é aquela que separa a distribuição da população em dois blocos. A esperança de vida ao nascer está relacionada à estimativa de quantos anos esse indivíduo que nasceu em determinado ano irá viver, se as condições encontradas no seu nascimento forem mantidas.

As pirâmides populacionais são resultado da observação de uma população com relação à idade e ao sexo. Essas pirâmides etárias sofrem estreitamento de sua base com relação à densidade de população jovem ou idosa.

Saiba mais

Para construção do indicador demográfico de razão de dependência, que tem como objetivo determinar o segmento etário da população economicamente dependente, estipulada entre indivíduos entre 15 e 60 anos ou mais, e o segmento populacional potencialmente ativo, entre 15 e 59 anos de idade, se pode calcular as duas faixas etárias separadamente. A partir desse indicador é possível observar o contingente populacional potencialmente inativo que deveria ser sustentado pela parcela da população potencialmente produtiva. Quando os resultados obtidos são elevados, significa que a população em idade produtiva deve sustentar uma grande proporção de dependentes, o que significa consideráveis encargos assistenciais para a sociedade. Como consequência, deve haver um acompanhamento da evolução desse indicador de dependência econômica, a fim de sinalizar um possível processo de rejuvenescimento ou envelhecimento populacional.

Leituras recomendadas

CONCEITO de população. 17 fev. 2011. Disponível em: <https://conceito.de/populacao>. Acesso em: 12 nov. 2017.

INDICADORES de saúde. [201-?]. Disponível em: <http://www.fsp.usp.br/marciafurquim/Aula4_Indicadores_2014.pdf>. Acesso em: 13 nov. 2017.

INSTITUTO BRASILEIRO DE GEOGRAFIA E ESTATÍSTICA (IBGE). *Indicadores sociodemográficos e de saúde no Brasil*. Rio de Janeiro: IBGE, 2009. (Estudos e pesquisas, 25). Disponível em: <https://ww2.ibge.gov.br/english/estatistica/populacao/indic_sociosaude/2009/indicsaude.pdf>. Acesso em: 13 nov. 2017.

REDE INTERAGENCIAL DE INFORMAÇÃO PARA A SAÚDE (RIPSA). *Indicadores básicos para a saúde no Brasil*: conceitos e aplicações. 2. ed. Brasília, DF: Organização Pan-Americana da Saúde, 2008. Disponível em: <http://tabnet.datasus.gov.br/tabdata/livroidb/2ed/indicadores.pdf>. Acesso em: 13 nov. 2017.

ROQUE, A. *População e amostra*. [200-?]. Disponível em: <http://sisne.org/Disciplinas/Grad/ProbEstat2/aula1.pdf>. Acesso em: 12 nov. 2017.

SOARES, D. A.; ANDRADE, S. M. de; CAMPOS, J. J. B. Epidemiologia e indicadores de saúde. In: ANDRADE, S. M de; SOARES, D. A.; CORDONI JUNIOR, L (Org.). *Bases da saúde coletiva*. Londrina: Ed. UEL, 2001. cap.10, p. 183-210.

SOUZA, R. A. *Indicadores de saúde, distribuição de doenças no tempo e no espaço, vigilância epidemiológica*. [2013]. Disponível em: <https://pt.slideshare.net/RicardoAlexandre3/indicadores-de-sade-distribuio-de-doenas-no-tempo-e-no-espao-vigilncia-epidemiolgica>. Acesso em: 13 nov. 2017.

Conceitos de promoção da saúde, prevenção de doenças e reabilitação da saúde

Objetivos de aprendizagem

Ao final deste texto, você deve apresentar os seguintes aprendizados:

- Definir os conceitos de promoção da saúde, prevenção de doenças e reabilitação da saúde.
- Aplicar exemplos da utilização desses conceitos na prática assistencial de saúde.
- Identificar as diferenças entre saúde preventiva e curativa.

Introdução

Você sabia que as perspectivas para as ações em saúde pública, a partir das últimas décadas, estão embasadas na ideia de promoção da saúde? A promoção da saúde é um conceito tradicional, definido por Leavell e Clarck, em 1976, que tem como um dos elementos fundamentais a atenção pela medicina preventiva.

Em 1986, ocorreu a primeira conferência internacional sobre promoção da saúde, em Ottawa, no Canadá, em resposta às expectativas mundiais por uma nova saúde pública. Após esse primeiro encontro, diversos programas e ações foram desenvolvidos, tanto no Brasil quanto em outros países, com o intuito de melhorar a assistência em saúde, com enfoque na promoção da saúde, na prevenção de doenças e na reabilitação da saúde.

Neste capítulo, você vai estudar os conceitos de promoção da saúde, prevenção de doenças e reabilitação da saúde; exemplos da aplicabilidade na prática assistencial em saúde e a diferenciação entre saúde preventiva e saúde curativa.

Promoção da saúde, prevenção de doenças e reabilitação da saúde

Promoção da saúde. Capacitação da comunidade para atuar na melhoria de sua qualidade de vida e saúde, incluindo maior participação no controle desse processo. Para isso, os indivíduos e grupos precisam saber identificar aspirações, satisfazer necessidades e mudar favoravelmente o ambiente para que se atinja um estado de bem-estar físico, mental e social. **Saúde**, portanto, é um conceito que enfatiza os recursos sociais e pessoais, bem como as capacidades físicas. Dessa forma, a promoção de saúde não é apenas responsabilidade do setor de saúde, pelo contrário, passa por todos os setores de uma comunidade.

A promoção da saúde não trata apenas dos cuidados de saúde. Esse processo favorece a priorização da saúde pelas autoridades em todos os níveis e setores, indicando as consequências que suas decisões podem acarretar ao campo da saúde. A política de promoção da saúde combina diversas abordagens, que incluem:

- legislação;
- medidas fiscais;
- taxações;
- mudanças organizacionais.

É uma ação que aponta para a equidade em saúde, distribuição equitativa da renda e políticas sociais. Essa política requer a identificação e a remoção de obstáculos para a adoção de políticas públicas nos setores que não estão diretamente ligados à saúde.

Entende-se que a promoção de saúde se apresenta como um mecanismo de ação intersetorial, que combina as diversas áreas do setor sanitário, além de outros setores do governo, privado e não governamental, além da sociedade, compondo redes de corresponsabilidade quanto à qualidade de vida da população, em que todos sejam partes da proteção e do cuidado com a vida.

A promoção da saúde se realiza na articulação sujeito-coletivo, público--privado, estado-sociedade, clínica-política, entre os diversos setores, visando a diminuição da fragmentação na abordagem do processo saúde-adoecimento e reduzindo a vulnerabilidade, os riscos e os danos advindos dessa situação, buscando melhoras no modo de viver, nas condições de trabalho, habitação, ambiente, educação, lazer, cultura, acesso a bens e a serviços essenciais.

Quando utilizamos a palavra **prevenir**, queremos expressar o significado de "chegar antes de algo", ou de se dispor da maneira que evite o dano ou o mal, e impedir que o mesmo se realize. A **prevenção de doenças** exige ação antecipada, fundamentada no conhecimento da história natural, a fim de tornar improvável o progresso da doença. Esse conceito também foi cunhado por Leavell e Clarck em 1976. A partir dele, entendemos que as ações preventivas estão definidas como intervenções orientadas para evitar o surgimento de doenças específicas, as quais devem reduzir a incidência e a prevalência desses agravos nas populações.

As ações de prevenção em saúde se valem da divulgação da informação científica e de recomendações normativas de mudanças de hábitos. Elas estão embasadas no conhecimento epidemiológico, e o seu objetivo é controlar a transmissão de doenças infecciosas e reduzir o risco de doenças degenerativas ou de outras afecções (Figura 1).

Perceba que a promoção da saúde tem um sentido bem mais amplo do que a prevenção de doenças. Isso porque promover saúde está relacionado a medidas que não se dirigem a determinada doença ou agravo, mas servem para aumentar a saúde e o bem-estar gerais. Por outro lado, as ações de promoção objetivam a transformação das condições de vida e de trabalho que moldam a estrutura subjacente.

Reabilitação em saúde. É o processo de consolidação de objetivos terapêuticos, caracterizada pela proposta de atuação multiprofissional e interdisciplinar, composta por um conjunto de medidas que ajudam pessoas com deficiências ou prestes a adquirir deficiências a terem e manterem uma funcionalidade ideal (física, sensorial, intelectual, psicológica e social). na interação com seu ambiente, fornecendo as ferramentas que esses pacientes necessitam para atingir a independência e a autodeterminação.

Alguns autores fazem a distinção entre os termos habilitação e reabilitação. A habilitação, por exemplo, está relacionada para auxiliar portadores de deficiências congênitas ou adquiridas na primeira infância para que desenvolvam sua máxima funcionalidade. A reabilitação atua sobre os pacientes que tiveram perdas funcionais, auxiliando-os a readquiri-las.

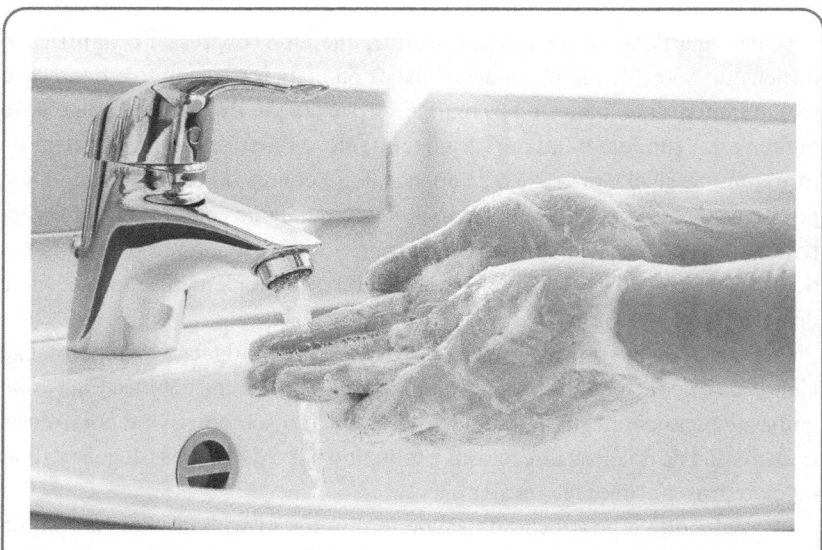

Figura 1. Um hábito simples, como lavar as mãos, é fundamental na prevenção de algumas doenças transmissíveis.
Fonte: Alexander Raths/Shutterstock.com.

Aplicabilidade das ações de promoção da saúde, prevenção de doenças e reabilitação da saúde na prática assistencial

No Brasil, o Sistema Único de Saúde (SUS) é um projeto que assume os princípios da universalidade, equidade e integralidade da atenção em saúde. Entendemos que esse sistema de saúde deve ser capaz de garantir o acesso universal da população a bens e serviços que garantam sua saúde e bem-estar, de forma equitativa e integral. Dentro dos princípios estabelecidos pelo SUS, subentendem-se a criação de ações de promoção, prevenção e reabilitação em saúde.

Quando você pensar em promoção da saúde em uma comunidade, deve lembrar das políticas públicas que consistem em várias abordagens, que visam efeitos em todos os níveis e setores que possam influenciar o setor da saúde. No Brasil, uma das políticas que atuam nesse sentido é a Estratégia da Saúde da Família (ESF).

A ESF tem como objetivo a reorganização da atenção básica no país, de acordo com os preceitos do Sistema Único de Saúde (SUS). Implementada em 1994, em algumas regiões do norte e nordeste do Brasil. Em 1996, o projeto foi expandido para todo o país. Segundo o Ministério da Saúde e os gestores estaduais e municipais, trata-se de uma estratégia de expansão, qualificação e consolidação da atenção básica, por favorecer uma reorientação do processo de trabalho, a fim de aprofundar os princípios da atenção básica e ampliar o impacto na situação de saúde das pessoas e coletividades.

As equipes de saúde da família são formadas por, pelo menos:

- um médico generalista, ou especialista em saúde da família ou médico de família e comunidade;
- um enfermeiro generalista ou especialista em saúde da família;
- um auxiliar ou técnico em enfermagem;
- agentes comunitários de saúde.

Elas atuam em territórios previamente delimitados, com o objetivo de aumentar a cura e a prevenção de doenças, bem como a qualidade de vida da população-alvo.

A **promoção da saúde** é o preceito da estratégia da saúde da família, a qual abrange a participação em práticas intersetoriais, análise das situações sociais, sanitárias e familiares locais, a fim de planejar ações e estimular à participação e controle social.

Em 2006, o Ministério da Saúde aprovou a Política Nacional de Promoção da Saúde, por meio da Portaria nº 687 (BRASIL, 2010). Na íntegra do documento divulgado, o Ministério reforça que a estratégia de promoção de saúde é retomada como uma possibilidade para enfocar os aspectos que determinam o processo saúde-adoecimento no Brasil. Como exemplos desses aspectos:

- violência;
- desemprego;
- subemprego;
- falta de saneamento básico;
- habitação inadequada e/ou ausente.

> **Saiba mais**
>
> Para exemplificar as ações de prevenção em saúde, verifique o caderno de atenção básica número 18, elaborado pelo Ministério da Saúde, com o intuito de orientar a atuação da atenção primária frente a doenças sexualmente transmissíveis (DSTs), como aids, sífilis e outras. Nele, estão citadas as ações de prevenção a DSTs, as quais estão construídas de modo a reduzir o risco e a vulnerabilidade na comunidade-alvo (BRASIL, 2006).

Como exemplos de ações de reabilitação em saúde, temos as instituições regulamentadas pelo Ministério da saúde, que são os Centros de Atenção Psicossocial (CAPS). Além disso, ações e programas que ocorrem a nível internacional são o "Comitê Internacional da Cruz Vermelha (CICV)", o "Médicos Sem Fronteiras" e a "BRAC".

- **CAPS.** Aprovado pela Portaria nº 336/2002 que integram a rede do SUS. Segundo o Ministério da Saúde, são instituições destinadas a acolher os pacientes com transtornos mentais, estimular sua integração social e familiar, apoiá-los em suas iniciativas em busca da autonomia, oferecer-lhes atendimento médico e psicológico. Sua característica principal é buscar integrá-los a um ambiente social e cultural concreto, o espaço da cidade em que se desenvolve a vida cotidiana de usuários e familiares.
- **CICV.** Tem a missão de aliviar o sofrimento humano, proteger a vida e a saúde e preservar a dignidade humana, sobretudo durante conflitos armados e outras emergências. Presente em todos os países e conta com o apoio de milhões de voluntários. Atua em várias frentes para promover a saúde, apoia a segurança econômica, fornece alimentos, abrigos e outros artigos básicos, administra a produção sustentável e garante o acesso à assistência em saúde e à educação. Fornece água em zonas de conflito e se propõe a manter um meio ambiente sustentável. Esse trabalho tende a reduzir a morbimortalidade trazida pela interrupção do abastecimento de água ou pela destruição do habitat. Atua também na reabilitação em saúde e na prevenção de doenças. Em situações de conflito, seus membros podem apoiar ou substituir temporariamente os serviços de saúde existentes. As principais ações do CICV se concentram atualmente nos países: Afeganistão, Brasil, Iêmen, Iraque, Síria, Somália, Sudão do Sul e na região banhada pelo Lago Chade.

- **MSF.** Organização humanitária internacional, presente em 70 países, que leva assistência em saúde a pessoas afetadas por graves crises humanitárias, e chama a atenção para as dificuldades enfrentadas pelos pacientes atendidos em seus projetos. A MSF atua em situações de conflitos armados, desastres naturais, desnutrição e exclusão do acesso a cuidados de saúde. Destaca-se a atuação da organização no combate a epidemias, como o HIV/Aids e a tuberculose. São realizadas ações de reabilitação da saúde (pela oferta de cuidados médicos), de promoção da saúde (por meio do incentivo a pesquisas voltavas para novos medicamentos para as doenças) e de prevenção da doença (através da ampliação do acesso a testes diagnósticos e vacinas).
- **BRAC.** É uma organização que não está presente no Brasil, porém realiza importantes atividades de prevenção, promoção e reabilitação em saúde em 13 países, na América do Norte, Europa, África e Ásia. O trabalho da organização se dá em vários eixos: na área da saúde, especificamente, o foco da atuação está nos desastres naturais, na nutrição e na saúde da população e nas condições sanitárias e de higiene. Porém, os projetos da entidade também estão direcionados a outras frentes para a promoção da saúde, como o desenvolvimento da economia e a proteção social por meio da agricultura e da segurança alimentar, da microeconomia e do investimento em empreendedorismo. Possui projetos na área da educação e do empoderamento, nos quais discute questões de gênero, diversidade, desenvolvimento humano e empoderamento da comunidade, entre outros.

Saiba mais

O aspecto econômico da distribuição dos recursos de saúde efetiva-se de dois modos: preventivo e curativo. O melhor uso dos recursos de saúde pública em prevenção alcança resultados mais abrangentes, além de apresentar-se como alternativa menos onerosa em relação aos gastos em saúde curativa. Por essa razão, os recursos destinados à saúde preventiva são passíveis de análise profunda, uma vez que seu retorno impacta positivamente no crescimento e no desenvolvimento da economia.

Saúde preventiva *versus* saúde curativa

A **saúde preventiva** diz respeito às ações e serviços de saúde pelas quais se previne a instalação e a progressão das doenças, por exemplo, por meio da melhora das condições sanitárias, ou pela realização de exames diagnósticos. Ela pode ser, portanto, entendida como um conjunto de medidas e ações de saúde voltadas para a prevenção de doenças e/ou o seu agravamento. Há duas formas de realizar a prevenção:

- evitar que o indivíduo desenvolva alguma doença (p. ex., vacinas, bons hábitos alimentares, uso de preservativos);
- evitar que o paciente agrave alguma condição que já tenha (p. ex., paciente hipertenso deve utilizar medicação regularmente para evitar episódios da doença e possíveis agravos).

A **saúde curativa** é praticada quando se trata uma doença após o início do processo patológico, portanto, no período em que a doença já está se manifestando. As ações curativas estão voltadas para o tratamento da enfermidade com os recursos disponíveis (medicamentos e intervenções cirúrgicas).

As **ações curativas e preventivas não são opostas**, mas sim complementares. Porém, o sistema de saúde pública tende a atentar mais para a saúde preventiva, pelo fato de que programas de prevenção bem implantados são capazes de diminuir a necessidade de saúde curativa, o que proporciona a potencialização dos recursos a serem investidos em outras áreas de relevância social.

1. As ações governamentais para redução da violência urbana podem ser consideradas ações de promoção da saúde, pois melhoram a qualidade de vida da população e impactam na situação da saúde pública.
2. Você já deve ter visto em sua região as ações de controle ao mosquito *Aedes aegypti*, transmissor do vírus da dengue. Tanto a visita dos agentes comunitários que procuram focos do mosquito quanto a aplicação de inseticidas em determinadas áreas são consideradas ações de prevenção de doenças.
3. O Ministério da Saúde, em 2013, publicou as diretrizes de atenção à reabilitação da pessoa com acidente vascular cerebral (AVC). No material, constam informações e orientações de como os profissionais da saúde podem fazer para reabilitar a saúde dos pacientes que sofreram AVC e devolver a eles maior autonomia e aumentar a qualidade de vida.

Link

O vídeo a seguir aborda aspectos da prevenção e promoção da saúde.

https://goo.gl/E9GN4d

Esta vídeo-aula fala sobre a Lei nº 8.080/1990.

https://goo.gl/Y2pSBh

Referências

BRASIL. Ministério da Saúde. Portaria nº 336, de 19 de fevereiro de 2002. Brasília: MS, 2002. Disponível em: <http://bvsms.saude.gov.br/bvs/saudelegis/gm/2002/prt0336_19_02_2002.html>. Acesso em: 22 jan. 2018.

BRASIL. Ministério da Saúde. Secretaria de Atenção à Saúde. Departamento de Atenção Básica. *HIV/AIDS, hepatites e outras DST*. Brasília: MS, 2006. (Caderno de Atenção Básica, n. 18). Disponível em: < http://189.28.128.100/dab/docs/publicacoes/cadernos_ab/abcad18.pdf>. Acesso em: 22 jan. 2018.

BRASIL. Ministério da Saúde. Secretaria de Vigilância em Saúde. Secretaria de Atenção à Saúde. *Política nacional de promoção da saúde*. 3. ed. Brasília: MS, 2010. (Série B. Textos Básicos de Saúde; Série Pactos pela Saúde 2006, v. 7). Disponível em: <http://bvsms.saude.gov.br/bvs/publicacoes/politica_nacional_promocao_saude_3ed.pdf>. Acesso em: 22 jan. 2017.

Leituras recomendadas

BRAC. *Site*. Disponível em: <http://www.brac.net/wash#who_we_are>. Acesso em: 22 jan. 2018.

BRASIL. Ministério da Saúde. Secretaria de Atenção à Saúde. Departamento de Ações Programáticas Estratégicas. *Saúde mental no SUS*: os centros de atenção psicossocial. Brasília: MS, 2004. Disponível em: <http://www.ccs.saude.gov.br/saude_mental/pdf/sm_sus.pdf>. Acesso em: 22 jan. 2018.

BRASIL. Ministério da Saúde. Secretaria de Atenção à Saúde. Departamento de Ações Programáticas Estratégicas. *Diretrizes de atenção à reabilitação da pessoa com acidente vascular cerebral*. Brasília: MS, 2013. Disponível em: <http://www.pessoacomdeficiencia.gov.br/app/sites/default/files/arquivos/%5Bfield_generico_imagens-filefield-description%5D_132.pdf>. Acesso em: 22 jan. 2018.

BRASIL. Portal da Saúde. *Estratégia saúde da família*. Brasília: Portal da Saúde, [2017?]. Disponível em: <http://dab.saude.gov.br/portaldab/ape_esf.php>. Acesso em: 22 jan. 2018.

COMITÊ INTERNACIONAL DA CRUZ VERMELHA. *Site*. [S.l.]: Comitê Internacional da Cruz Vermelha, 2018. Disponível em: <https://www.icrc.org/pt>. Acesso em: 22 jan. 2018.

CZERESNIA, D. O conceito de saúde e a diferença entre prevenção e promoção. In: CZERESNIA, D.; FREITAS, C. M. (Org.). *Promoção da saúde*: conceitos, reflexões, tendências. Rio de Janeiro: Fiocruz, 2003. p. 39-53. Disponível em: <http://www.fo.usp.br/wp-content/uploads/AOconceito.pdf>. Acesso em: 22 jan. 2018.

FREITAS, M. L. A.; MANDÚ, E. N. T. The promotion health regarding the family's health strategy: analysis of health policies in Brazil. *Acta Paulista de Enfermagem*, São Paulo, v. 23, n. 2, p. 200-205, 2010. Disponível em: <http://www.scielo.br/pdf/ape/v23n2/en_08.pdf>. Acesso em: 22 jan. 2018.

LIMBERGER, T. Saneamento: política pública preventiva em saúde coletiva. *Revista do Ministério Público do RS*, Porto Alegre, n. 71, p. 69-84, jan./abr. 2012. Disponível em: <http://www.amprs.com.br/public/arquivos/revista_artigo/arquivo_1342124364.pdf>. Acesso em: 22 jan. 2018.

MÉDICOS SEM FRONTEIRAS. *Site*. [S.l.]: Médicos Sem Fronteiras, 2018. Disponível em: <https://www.msf.org.br>. Acesso em: 22 jan. 2018.

ORGANIZAÇÃO MUNDIAL DA SAÚDE. Carta de Ottawa In: CONFERÊNCIA INTERNACIONAL SOBRE PROMOÇÃO DA SAÚDE, 1., 1986, Ottawa. *Documento apresentado...* Ottawa: [s.n.], 1986. Disponível em: <http://bvsms.saude.gov.br/bvs/publicacoes/carta_ottawa.pdf>. Acesso em: 22 jan. 2018.

PORTAL EDUCAÇÃO. *O que é saúde preventiva?* [S.l.]: Portal Educação, [2018]. Disponível em: <https://www.portaleducacao.com.br/conteudo/artigos/enfermagem/o-que-e--saude-preventiva/27139>. Acesso em: 22 jan. 2018.

SANTA CATARINA. *O que é reabilitação?* Florianópolis: Governo do Estado, 2012. Disponível em: <http://portalses.saude.sc.gov.br/index.php?option=com_content&view=article&id=2165%3Ao-que-e-reabilitacao&catid=813&Itemid=448>. Acesso em: 22 jan. 2018.

SUMAN, S. *What is the difference between curative and preventive?* New Delhi, Quora, 2017. Disponível em: <https://www.quora.com/What-is-the-difference-between--curative-and-preventive>. Acesso em: 22 jan. 2018.

Doenças e agravos de transmissão hídrica

Objetivos de aprendizagem

Ao final deste texto, você deve apresentar os seguintes aprendizados:

- Identificar distintos focos de contaminação da água.
- Relacionar as doenças de veiculação hídrica.
- Listar os condicionantes naturais e antrópicos que maximizam a disseminação de doenças de veiculação hídrica.

Introdução

Você sabia que a água que ingerimos pode causar inúmeras doenças?
Neste capítulo, você vai estudar sobre as doenças de veiculação hídrica, além de conhecer bactérias, vírus e outros microrganismos que são comumente encontrados nas águas superficiais, as mesmas utilizadas para o abastecimento público.

Focos de contaminação da água

As doenças que podem ser transmitidas pela água são causadas geralmente por microrganismos. Os principais microrganismos patogênicos envolvidos na ocorrência dessas doenças são os vírus, bactérias e parasitas. Como exemplo de algumas doenças de transmissão hídrica, podemos citar amebíase, cólera, doenças diarreicas agudas e esquistossomose. Também estão incluídas nas doenças de veiculação hídrica, aquelas causadas por insetos que se desenvolvem na água, como dengue, filariose e malária.

O saneamento básico deficiente, representado pela falta de água tratada e/ou de rede de esgoto adequada para a deposição dos dejetos humanos constituem um dos principais fatores para a disseminação de doenças e agravos de transmissão hídrica. Portanto, a distribuição e o armazenamento da água são determinantes fundamentais para as condições de saúde da população e nesse cenário é necessário que ocorram mudanças no âmbito da saúde relacionadas aos fatores socioambientais, que inclui o melhoramento da qualidade da água para consumo humano.

Os principais recursos hídricos em termos de sistemas de distribuição estão associados a reservatórios e redes desenvolvidas para suprir as necessidades quando não há suficiência de sistemas naturais, por exemplo, mananciais, rios, etc. A captação de água em localidades sem recursos necessários e expostos a fontes de contaminação aumentam consideravelmente o risco a determinados agravos ou surtos de doenças nessas localidades. Nessa perspectiva, a manutenção e qualidade da água tanto de sistemas de distribuição quanto de sistemas naturais são fundamentais para a qualidade de vida populacional que usufrui desses recursos.

Para que os focos de contaminação da água possam ser identificados, foi criado um programa pelo Sistema Único de Saúde (SUS) com objetivo de desenvolver ações para garantir à população o acesso à água com qualidade compatível ao padrão de potabilidade estabelecido na legislação, como parte integrante das ações de prevenção dos agravos transmitidos pela água e de promoção da saúde. Os relatórios gerados pelo sistema são analisados por profissionais da vigilância, que fornecem informações que serão utilizadas pela população sobre a respectiva qualidade da água que consomem. Assim, constitui-se um sistema capaz de produzir indicadores sobre fatores determinantes e condicionantes à saúde pública, relacionados ao abastecimento de água para consumo humano no País.

Fique atento

A água apropriada para o consumo humano é chamada de água potável, e a qualidade da água potável é determinada pela contagem de coliformes fecais por meio de técnicas padronizadas por laboratório apto a realização do diagnóstico. A água para consumo passa por um extensivo tratamento que inclui filtração e cloração, e por mais que a filtração remova a turbidez e muitos microrganismos, é a cloração que torna a água segura para o consumo. O gás clorínico (Cl_2) é um forte oxidante que oxida tanto a matéria orgânica dissolvida na água quanto as células microbianas. As instalações destinadas à cloração da água para consumo adicionam quantidades suficientes de cloro, de modo que um nível residual permaneça no produto durante todo o percurso até o consumidor.

Doenças de transmissão hídrica

Sendo fonte de vida, a água também pode apresentar perigo e ser responsável pela transmissão de uma série de doenças de forma direta ou indireta. Não é apenas tomando água que as doenças são transmitidas, a ingestão de alimentos que tenham sido contaminados pela água ou se banhar em água contaminada também são agravantes que podem ocasionar doenças. Confira agora as principais doenças de veiculação hídrica.

Amebíase

Corresponde a uma infecção causada por um protozoário que pode se apresentar na forma de cisto ou trofozoíto. Esse parasita pode provocar a invasão de tecidos, originando as formas intestinal e extraintestinal da doença. O quadro clínico varia com apenas desconforto ou diarreia aguda acompanhada de febre e calafrios e quando a doença não é diagnosticada a tempo pode levar o paciente a óbito.

As principais fontes de infecção são as ingestões de alimentos ou água contaminados por fezes contendo cistos do parasita e a falta de higiene domiciliar pode facilitar a disseminação de cistos nos componentes da família. Estima-se que mais de 10% da população mundial está infectada por esse parasita, sendo que em países em desenvolvimento, a prevalência da infecção é mais alta, visto que sua ocorrência está associada com condições inadequadas de saneamento básico, deficiência de higiene pessoal/ambiental e determinadas práticas sexuais.

Cólera

Doença infecciosa intestinal aguda, causada pela enterotoxina liberada por uma bactéria denominada *Vibrio cholerae*, podendo se apresentar de forma grave, com diarreia aquosa e profusa, com ou sem vômitos, dor abdominal e câimbras. Esse quadro, quando não tratado prontamente, pode evoluir para desidratação, acidose, colapso circulatório, com choque hipovolêmico e insuficiência renal. A transmissão ocorre principalmente pela ingestão de água contaminada por fezes ou vômitos de doente ou portador e a propagação de pessoa a pessoa, por contato direto, também pode ocorrer. No ano de 2004, foram confirmados 21 casos da doença do Brasil.

Dengue

Caracterizada como doença infecciosa febril aguda, pode se apresentar de forma benigna ou grave. A gravidade depende de diversos fatores, entre eles: o vírus envolvido, infecção anterior pelo vírus da dengue e fatores individuais como doenças crônicas (diabetes, asma brônquica, anemia falciforme). A doença é transmitida pela picada da fêmea do mosquito *Aedes aegypti*. Não há transmissão pelo contato direto com um doente ou suas secreções, nem por meio de fontes de água ou alimento. Nesse caso, a água é apenas o reservatório para o desenvolvimento do mosquito.

A doença tem sido relatada há mais de 200 anos, quando na década de 1950, a febre hemorrágica da dengue foi descrita, pela primeira vez, nas Filipinas e Tailândia. Após a década de 60, a circulação do vírus da dengue se intensificou nas Américas. A partir de 1980, foram notificadas epidemias em vários países, aumentando consideravelmente a magnitude do problema. No Brasil, há referências de epidemias de dengue em 1916, em São Paulo, e em 1923, em Niterói. As maiores epidemias detectadas até o momento ocorreram nos anos de 1998 e 2002, com cerca de 530 mil e 800 mil casos notificados, respectivamente.

Doenças diarreicas agudas

Síndrome causada por vários agentes etiológicos (bactérias, vírus e parasitas), cuja manifestação predominante é o aumento do número de evacuações, com fezes aquosas ou de pouca consistência. Com frequência, é acompanhada de vômito, febre e dor abdominal. Em alguns casos, há presença de muco e sangue. No geral, é autolimitada, com duração entre dois a 14 dias. As formas variam desde leves até graves, com desidratação e distúrbios eletrolíticos, principalmente quando associadas à desnutrição. As principais bactérias envolvidas são: *Escherichia coli* enterotoxigênica, *Escherichia coli* enteropatogênica, *Escherichia coli* enteroinvasiva, *Escherichia coli* enterohemorrágica, *Salmonela spp.*, *Shigella spp.*, *Yersinia enterocolítica* e *Vibrio cholerae*. Entre os vírus, estão o adenovírus entérico e o rotavírus e os parasitas são: *Entamoeba histolytica*, *Cryptosporidium*, *Giardia lamblia* e *Isospora belli*. Essas doenças correspondem a uma importante causa de morbimortalidade no Brasil e em países subdesenvolvidos. Têm incidência elevada e os episódios são frequentes na infância, particularmente em áreas com precárias condições de saneamento.

Esquistossomose

Infecção produzida por parasita cuja sintomatologia clínica depende de seu estágio de evolução no homem. A fase aguda pode ser assintomática ou apresentar dermatite urticariforme, acompanhada de erupção papular, eritema, edema e prurido até cinco dias após a infecção. Com cerca de três a sete semanas de exposição, pode evoluir para a forma de esquistossomose aguda caracterizada por febre, anorexia, dor abdominal e cefaleia. Os ovos do parasita são eliminados pelas fezes do hospedeiro infectado (homem). Na água, eclodem, liberando uma larva que infecta o caramujo. Após quatro a seis semanas, abandonam o caramujo ficando livres nas águas naturais. O contato humano com águas infectadas é a maneira pela qual o indivíduo adquire a esquistossomose.

Filariose

Caracterizada como uma doença parasitária crônica de caráter endêmico, restrita a áreas focais. O quadro clínico no humano é conhecido como elefantíase, em que o humano é a fonte primária de infecção, o parasita é transmitido de pessoa a pessoa por meio da picada do mosquito *Culex quinquefasciatus*. A filariose é uma das maiores causas mundiais de incapacidades permanentes ou de longo prazo. Estimativas da década de 1990 apontavam para cerca de 100 milhões de pessoas acometidas pela doença em todo o mundo. Embora permaneça como grave problema de saúde pública, a doença é considerada atualmente uma das sete doenças passíveis de erradicação global, devido a certas características biológicas do parasita e às estratégias de intervenção disponíveis.

Febre tifoide

Doença bacteriana aguda, também conhecida por febre entérica, causada pela bactéria *Salmonella* caracterizada como doença de veiculação hídrica e alimentar, cuja transmissão pode ocorrer pela forma direta, pelo contato com as mãos do doente ou portador, ou forma indireta, guardando estreita relação com o consumo de água ou alimentos contaminados com fezes ou urina do doente ou portador. Os legumes irrigados com água contaminada, produtos do mar mal cozidos ou crus (moluscos e crustáceos), leite e derivados não pasteurizados, sorvetes podem conter a bactéria causadora da doença. A ocorrência da doença está diretamente relacionada às condições de saneamento existentes e aos hábitos de higiene individuais. Estão mais sujeitas à infecção as pessoas que habitam ou trabalham em ambientes com precárias condições de saneamento. A doença acomete com maior frequência a faixa etária entre 15 e 45 anos, em áreas endêmicas.

Giardíase

Infecção por protozoários que atinge, principalmente, a porção superior do intestino delgado. A maioria das infecções são assintomáticas e ocorrem tanto em adultos quanto em crianças. A infecção sintomática pode apresentar diarreia, acompanhada de dor abdominal. Esse quadro pode ser de natureza crônica, caracterizado por fezes amolecidas, com aspecto gorduroso, fadiga, anorexia, flatulência e distensão abdominal. Anorexia, associada com má absorção, pode ocasionar perda de peso e anemia. Não há invasão intestinal. A contaminação é fecal-oral de forma direta, pela contaminação das mãos e consequente ingestão de cistos existentes em dejetos de pessoa infectada ou indireta, por meio da ingestão de água ou alimento contaminado.

Hepatite A

Doença viral aguda cujos sintomas se assemelham a uma síndrome gripal. A transmissão pode ocorrer tanto via fecal-oral quanto veiculação hídrica, pessoa a pessoa, alimentos contaminados e objetos inanimados. Tem maior prevalência em áreas com más condições sanitárias e higiênicas.

Leptospirose

A leptospirose é uma doença infecciosa aguda causada por uma bactéria chamada *Leptospira*, presente na urina de animais infectados. Em áreas urbanas, o rato é o principal reservatório da doença, a qual é transmitida ao homem, mais frequentemente, pela água das enchentes. O homem se infecta pelo contato da pele ou mucosas (dos olhos e da boca), com a água ou lama contaminadas pela urina dos ratos. A leptospirose pode se apresentar de várias formas, desde um quadro simples, parecido com uma gripe (febre, dor de cabeça e dores pelo corpo), até formas graves que podem levar à morte. Apresenta ocorrência mais frequentemente em regiões tropicais e subtropicais em que calor e chuvas favorecem sua transmissão. Já no Brasil, a doença ocorre com maior frequência em áreas urbanas e regiões metropolitanas, com condições sanitárias precárias de alta infestação de ratos, que aumentam o risco de contrair a doença.

Malária

Causada por um protozoário que no homem parasita as células do sangue, se multiplicando em seu interior até destruí-las. A transmissão da doença ao ser humano se dá por meio da picada do mosquito-prego do gênero *Anopheles*. A doença caracteriza-se por acessos febris, cólicas abdominais, fezes mucosas e sanguinolentas e casos mais graves podem gerar lesões no fígado, no baço, na medula óssea, no coração e em outros órgãos. Pela dificuldade de combater o agente causador, a prevenção evitando água parada corresponde a uma importante medida.

Link

Confira no link ou código a seguir as principais doenças de veiculação hídrica, agentes etiológicos, sintomas, transmissão e medidas de controle.

https://goo.gl/N6whdi

Condicionantes naturais e antrópicos que maximizam a disseminação de doenças de veiculação hídrica

A saúde ambiental é um ramo da saúde pública, com definição baseada em fundamentos que a saúde não é somente a ausência de doença. Os níveis de saúde da população expressam a organização social e econômica de uma região, seja essa região um continente, país ou Estado, e é nesse sentido que a saúde e o bem-estar dependem da interação entre diversos fatores determinantes e condicionantes. Esses fatores envolvem alimentação, moradia, saneamento básico, meio ambiente, trabalho, renda, educação, transporte, lazer e acesso a bens e serviços essenciais. Dessa forma, a saúde das populações depende das ações com ênfase no saneamento e no meio ambiente, tendo em vista o estabelecimento de condições que assegurem o acesso universal e igualitário às ações de saúde e aos serviços de assistência para promoção, proteção e recuperação quando necessário.

As doenças de transmissão hídrica podem sofrer influência de condicionantes capazes de maximizar sua disseminação. Esses condicionantes podem ser naturais ou antrópicos e sempre estão relacionados ao ambiente. Os condicionantes naturais que podem estar envolvidos na disseminação de uma doença de veiculação hídrica são as chuvas intensas, que podem provocar inundações; umidade do solo, que proporciona o acúmulo de água; planície de inundação, que influencia no tamanho na área que sofrerá a inundação e fisiografia da bacia, que é a medida da intensidade de uma precipitação. Já os condicionantes antrópicos são aqueles que decorrem da ação do homem, como: assoreamento dos rios, desmatamento, ocupação de leito de rios de forma inapropriada, impermeabilização decorrente do afastamento e execução de obras inadequadas.

No Brasil, a construção de casas em áreas ribeirinhas é bastante comum e essa ocupação imprópria aumenta os riscos de inundações, favorecendo o desenvolvimento de doenças de veiculação hídrica. Outro condicionante é o desmatamento da mata ciliar que acaba por aumentar os índices de inundações. As áreas urbanas que são cortadas por grandes rios são afetadas diretamente por esses eventos sofrendo com alagamentos das vias públicas, paralização dos meios de transportes, alagamentos de residências, danos à economia, propagação de doenças, entre outros. A população de baixa renda é quem ocupa essas áreas, em que também são encontrados depósitos de esgotos domiciliares e resíduos sólidos, acarretando além de grandes danos ambientais, agravos à saúde humana, como leptospirose, hepatite A, etc.

Em resumo, a maximização de doenças de transmissão hídrica baseado em condicionantes naturais e antrópicos é melhor caracterizada na Figura 1. Casas são construídas na margem de rios pela população, que geralmente ocupa essas áreas ter baixa renda, as condições de saneamento básico também são precárias, levando a eliminar seus dejetos nesse rio, assim como lixo e esgoto. Quando há a ocorrência de chuvas intensas na região, inundações são inevitáveis, ainda mais nas condições que foram criadas (possível desmatamento da margem do rio e construções impróprias). Com a água do rio já contaminada, a população atingida pela inundação entra em contato com ela, aumentando os riscos de contaminação por doenças de transmissão hídrica.

Link

Confira a relação entre doença e a água.

https://goo.gl/kxznhX

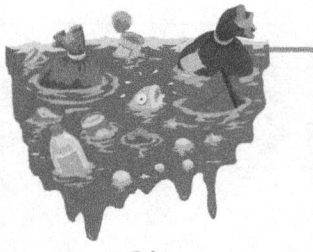

1. Dejetos, esgotos e lixo são depositados pela população e por indústrias nos rios, caracterizando condições precárias de saneamento básico.

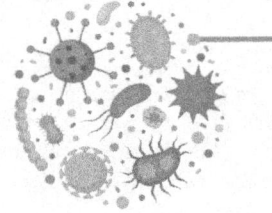

2. A água que ficou contaminada por ação do homem acaba por disseminar doenças para as pessoas que entram em contato

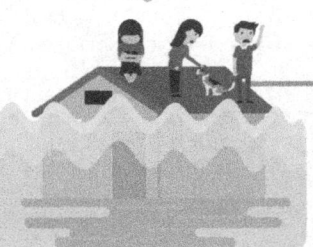

3. As fortes chuvas – decorrentes de fatores naturais somados a fatores antrópicos – tornam as inundações inevitáveis

Figura 1. Passos da disseminação de doenças de veiculação hídrica baseado em condicionantes naturais e antrópicos.
Fonte: sumstock/svtdesign/Artit Fongfung/Shutterstock.com.

Exemplo

A água encontra-se presente em aproximadamente 75% da superfície terrestre. Do total desse percentual, 97% corresponde à água salgada, restando apenas 3% de água doce existente. Da quantidade de água doce disponível, 99% está no subsolo ou fazendo parte de geleiras, estando o restante na forma de lagos, umidade do solo, atmosfera, reservatórios e cursos d'água. O Brasil possui ampla reserva hídrica, respondendo por cerca de 16% da recarga hídrica anual sobre os continentes, satisfazendo as necessidades de utilização da água nos setores da agricultura, doméstico e industrial, sendo a agricultura o setor de maior consumo (71%). Porém, a distribuição da água em relação à população das regiões existentes não é uniforme, havendo maior gravidade nas regiões Sul e Sudeste, locais em que ocorrem fortes impactos devido ao lançamento de dejetos domésticos e industriais.

Leituras recomendadas

ÁGUA não tratada é porta aberta para várias doenças. [201-?]. Disponível em: <http://www.copasa.com.br/media2/PesquisaEscolar/COPASA_Doen%C3%A7as.pdf>. Acesso em: 14 dez. 2017.

BRASIL. Ministério da Saúde. *Análise de indicadores relacionados à água para consumo humano e doenças de veiculação hídrica no Brasil, ano 2013, utilizando a metodologia da matriz de indicadores da Organização Mundial da Saúde (OMS)*. Brasília, DF: Ministério da Saúde, 2013. Disponível em: <http://portalarquivos.saude.gov.br/images/pdf/2015/marco/10/analise-indicadores-agua-10mar15-web.pdf>. Acesso em: 01 dez. 2017.

BRASIL. Ministério da Saúde. *Sistema de avaliação da qualidade da água, saúde e saneamento*. [201-?]. Disponível em: <https://www.aguabrasil.icict.fiocruz.br/index.php>. Acesso em: 04 dez. 2017.

COISAS DO MEIO AMBIENTE. *Enchentes e inundações*. 28 nov. 2012. Disponível em: <http://cmeioambiente.blogspot.com.br/2012/11/enchentes-e-inundacoes.html>. Acesso em 8 dez. 2017.

DEALESSANDRI, E. I. *Cartilha*: principais doenças transmitidas e veiculadas pela água. Material de apoio para professores do Ensino Fundamental. Belo Horizonte, 2013. Disponível em: <http://www1.pucminas.br/imagedb/documento/DOC_DSC_NOME_ARQUI20140131090224.pdf>. Acesso em: 04 dez. 2017.

MADIGAN, M.T. et al. *Microbiologia de Brock*. 14. ed. Porto Alegre: Artmed, 2016.

SANTA CATARINA. Diretoria de Vigilância Epidemiológica. *Doença de transmissão hídrica e alimentar (DTHA)*. [2017?]. Disponível em: <http://www.dive.sc.gov.br/index.php/d-a/item/doenca-de-transmissao-hidrica-e-alimentar-dtha>. Acesso em: 01 dez. 2017.

SÃO PAULO. Governo do Estado. *Vigilância epidemiológica das doenças transmitidas por água e alimentos*: investigação de surtos: normas e instruções. São Paulo, 2008. Disponível em: <ftp://ftp.cve.saude.sp.gov.br/doc_tec/hidrica/doc/vedta08_manual.pdf>. Acesso em: 26 nov. 2017.

SILVA FILHO, A. C.; MORAIS, R. D.; SILVA, J. B. Doenças de veiculação hídrica: dados epidemiológicos, condições de abastecimento e armazenamento da água em Massaranduba/PB. *Geoambiente Online*, Jataí, v. 20, p. 83-96, 2013. Disponível em: <https://www.revistas.ufg.br/geoambiente/article/view/26089/15037>. Acesso em: 14 dez. 2017.

Epidemiologia das doenças não transmissíveis (doenças não infecciosas)

Objetivos de aprendizagem

Ao final deste texto, você deve apresentar os seguintes aprendizados:

- Identificar as doenças não transmissíveis.
- Relatar a epidemiologia das doenças não transmissíveis.
- Relacionar o impacto das doenças não transmissíveis para a saúde mundial.

Introdução

Você sabia que as doenças não transmissíveis são responsáveis por 36 milhões de mortes no mundo? Sua projeção de aumento está em 15% até o ano de 2020, quando estimativas indicam que se chegará a 44 milhões de mortes. Essas doenças estão relacionadas a fatores de risco, como tabagismo, inatividade física, álcool e dieta, sendo tais fatores individuais e variáveis regionalmente. Iniciativas como intervenção nos fatores de risco resultariam na redução do número de mortes em todo o mundo. A epidemia dessas doenças resulta em consequências devastadoras para os indivíduos e para a sociedade, sobrecarregando os sistemas de saúde.

Neste capítulo, você vai conhecer mais sobre essas doenças, analisar sua epidemiologia e relacionar os fatores de risco que estão envolvidos, assim como observar seu impacto na saúde pública.

Identificando as doenças não transmissíveis

As doenças crônicas não transmissíveis também denominadas doenças não infecciosas, constituem o maior problema global de saúde. Essas doenças apresentam impactos econômicos não só para as famílias envolvidas com os acometidos, mas para a sociedade em geral, pois estão relacionadas com elevados números de mortes prematuras, perda de qualidade de vida e alto grau de limitações e incapacidades consequentes das doenças.

Entre as principais doenças não transmissíveis, se destacam as do sistema circulatório, diabetes, câncer e doença respiratória crônica. Para a Organização Mundial da Saúde (OMS), as doenças crônicas estão descritas na Figura 1.

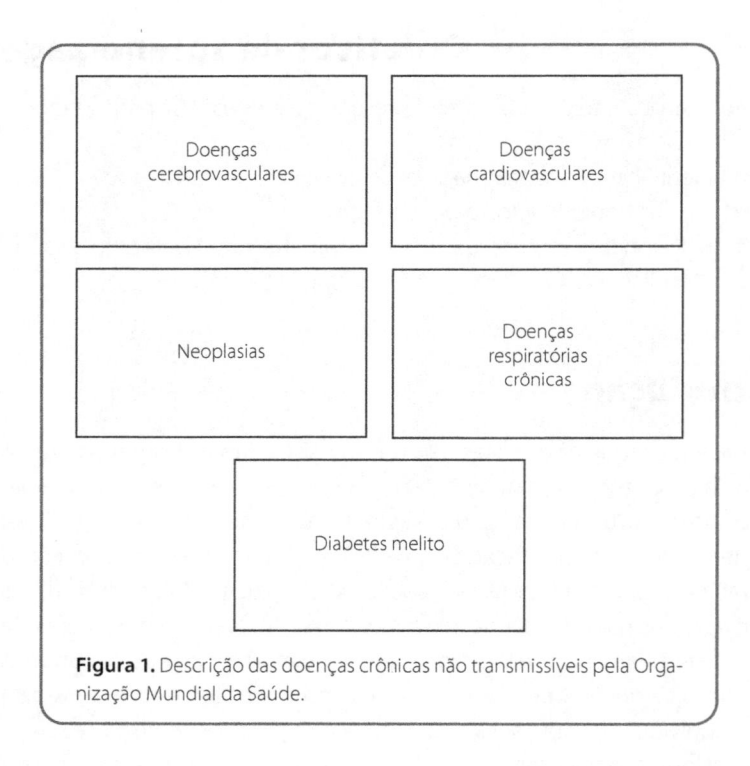

```
┌─────────────────────┐   ┌─────────────────────┐
│      Doenças        │   │      Doenças        │
│  cerebrovasculares  │   │   cardiovasculares  │
└─────────────────────┘   └─────────────────────┘

┌─────────────────────┐   ┌─────────────────────┐
│                     │   │      Doenças        │
│     Neoplasias      │   │    respiratórias    │
│                     │   │       crônicas      │
└─────────────────────┘   └─────────────────────┘

┌─────────────────────┐
│                     │
│   Diabetes melito   │
│                     │
└─────────────────────┘
```

Figura 1. Descrição das doenças crônicas não transmissíveis pela Organização Mundial da Saúde.

As doenças crônicas enquadradas como não transmissíveis são agrupadas por possuírem fatores de risco em comum, podendo por meio de sua identificação adotar abordagem comum para a prevenção.

A Figura 2 mostra outras doenças não transmissíveis, essas em outro grupo, segundo a OMS. Esse outro grupo não está relacionado com fator de risco em comum, sendo assim, cada uma das doenças necessita diferentes estratégias de intervenção.

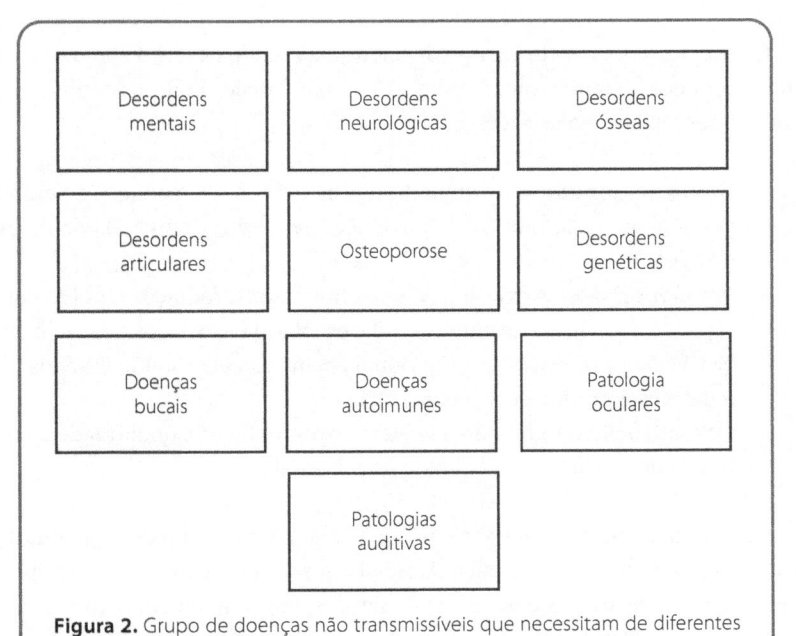

```
┌─────────────┐   ┌─────────────┐   ┌─────────────┐
│  Desordens  │   │  Desordens  │   │  Desordens  │
│   mentais   │   │ neurológicas│   │    ósseas   │
└─────────────┘   └─────────────┘   └─────────────┘

┌─────────────┐   ┌─────────────┐   ┌─────────────┐
│  Desordens  │   │ Osteoporose │   │  Desordens  │
│ articulares │   │             │   │  genéticas  │
└─────────────┘   └─────────────┘   └─────────────┘

┌─────────────┐   ┌─────────────┐   ┌─────────────┐
│   Doenças   │   │   Doenças   │   │  Patologia  │
│   bucais    │   │  autoimunes │   │   oculares  │
└─────────────┘   └─────────────┘   └─────────────┘

                  ┌─────────────┐
                  │  Patologias │
                  │   auditivas │
                  └─────────────┘
```

Figura 2. Grupo de doenças não transmissíveis que necessitam de diferentes intervenções de prevenção.

Modelos de saúde *versus* doença

A complexidade das causas e interseções de fatores de risco das doenças não transmissíveis está sendo revista, pois no modelo ecológico utilizado em doenças transmissíveis, em que há determinação de agente etiológico causador da doença, não se aplica. O Quadro 1 exemplifica melhor a diferença entre as doenças e seus fatores de risco.

Quadro 1. Diferença entre causas das doenças não transmissíveis com relação às doenças transmissíveis.

Doenças não transmissíveis	Doenças transmissíveis
■ Alta complexidade com relação à causa da doença. ■ Não é identificada apenas uma causa.	■ Modelo ecológico: agente-hospedeiro-meio ambiente. ■ Causa única: microrganismo.

O modelo denominado Campo da Saúde está sendo descrito como o termo que reconhece e estuda a multicausalidade das doenças não transmissíveis. Entre essas causas, você pode observar:

- **Biologia humana:** são enquadrados os fatores relacionados à herança genética de cada indivíduo, envelhecimento e mecanismos de defesa do organismo.
- **Ambiente:** fatores externos, como clima, água, radiações, poluentes e aspectos sociais, por exemplo, renda, escolaridade e riscos ocupacionais.
- **Estilo de vida:** escolhas individuais com relação a saúde, hábitos alimentares e prática de atividade física.
- **Organização da atenção à saúde:** disponibilidade, quantidade e qualidade dos recursos do cuidado com a saúde.

Esse modelo busca sintetizar uma cadeia de causas a fim de relacioná-las com a história natural da doença. Baseado nesses fatores causais múltiplos, podem ser estabelecidas evidências de fatores que contribuem para a morbicomorbidade por doenças não transmissíveis.

Cerca de 6 milhões de pessoas morrem a cada ano em razão do uso de tabaco. Segundo a OMS (ROUQUAYROL; GURGEL, 2013), esse número será de 7,5 milhões em 2020. No entanto, estima-se que 70% dos cânceres de pulmão sejam decorrentes desse uso. O tabaco também está associado a 42% das causas de doença respiratória crônica e 10% das doenças do sistema ventilatório.

A prática de atividade física regular reduz o risco de doenças e o número de mortes mundiais relacionado ao sedentarismo é de 3,2 milhões de pessoas. O consumo de álcool corresponde a 3,8% das mortes mundiais e a dieta não saudável está aumentando rapidamente na população, estando relacionada à elevação da pressão arterial, devido ao consumo excessivo de sal e o consumo inadequado de verduras e frutas. O excesso de peso também resulta em risco de doença cardíaca e envolve todos os demais fatores citados anteriormente.

Para que o sucesso na diminuição da mortalidade relacionada às doenças não transmissíveis seja obtido, além da diminuição dos fatores de risco, a ampliação do acesso aos medicamentos como parte do cuidado integral aos portadores de doenças é um aliado nessas estratégias implementadas que visam a redução da morbimortalidade e melhoria da qualidade de vida dos usuários portadores de diversas condições de saúde.

> **Fique atento**
>
> O período de transição epidemiológica brasileiro ocasionou uma elevação no número de doenças crônicas não transmissíveis. Para preparar o país para lidar com esse processo foi criado o Plano de Ações Estratégicas para o Enfrentamento de Doenças Crônicas não Transmissíveis. Criado em 2011, em busca de estabelecer metas para 10 anos, levou em consideração os principais fatores de risco visando o desenvolvimento de ações conjuntas entre o Estado, órgãos públicos, privados e a sociedade para assegurar os direitos de cidadania de forma que venha a atender as necessidades da população e da futura geração, fortalecer os programas já existentes, eliminar os fatores de riscos, bem como melhorar a atenção aos portadores dessas doenças para evitar complicações. Dados preliminares mostram que há diminuição dos fatores de riscos, com exceção da obesidade que vem aumentando no decorrer dos anos.

Epidemiologia das doenças não transmissíveis

Das 57 milhões de mortes ocorridas no mundo no ano de 2008, 36 milhões (63%) foram decorrentes das doenças não transmissíveis. Das mortes mundialmente relatadas, os países de renda média ou baixa foram responsáveis pelo registro de aproximadamente 80% desse total. Essas altas taxas acometendo países de baixa renda estão relacionadas com a exposição aos fatores de risco e ao acesso aos serviços de saúde precários nessas populações. No Brasil não é diferente, e as doenças não transmissíveis correspondem a 72% das causas de morte. As doenças do sistema circulatório são responsáveis por 31,3%; câncer, 16,3%; diabetes, 5,2% e doenças respiratórias crônicas, 5,8%.

As mortes decorrentes de doenças não transmissíveis estão diminuindo ao longo dos anos. Constatou-se um declínio de 26% nas taxas de mortalidade ocasionadas por essas doenças entre os anos de 1993 e 2009, em que as mulheres (27%) apresentaram declínio maior nas taxas em relação aos homens (24%).

As doenças cardiovasculares apresentaram quedas mais relevantes, correspondendo a 41% de diferença entre o período de 1993 e 2009, seguido pelas doenças respiratórias crônicas, com diminuição de 23%. Os cânceres mantiveram seus níveis estáveis, e o diabetes melito apresentou aumento nas taxas de mortalidade de 24% até o ano de 2000, e um pequeno declínio de 8% de 2000 até 2009. Como essas taxas também podem ser atribuídas conforme a região, apesar de todas as regiões apresentarem diminuição nas taxas de mortalidade relacionada às doenças não transmissíveis, as regiões Nordeste e Norte ainda apresentam as maiores taxas, se comparadas com as regiões Centro-oeste e Sudeste.

Emergência

A emergência dessas doenças é influenciada pelas condições de vida de cada indivíduo juntamente com as abordagens sistemáticas para o tratamento. Existem metas nacionais para a diminuição desses agravos em saúde. São elas: redução da taxa de mortalidade prematura decorrente de doença crônica não transmissível em 2% ao ano, redução da obesidade tanto infantil quanto em jovens e adultos, redução do consumo de álcool, aumento da prevalência de atividade física no lazer, aumento do consumo de frutas e hortaliças, diminuição do consumo de sal, redução do tabagismo e aumento da cobertura de exames preventivos para câncer.

Mortalidade

O Sistema de Informações sobre Mortalidade pertence à Secretaria de Vigilância em Saúde do Ministério da Saúde, e é por meio desse sistema que é possível conhecer o perfil populacional com relação às causas de morte. Essa vigilância é informatizada desde 1979, tem cobertura nacional e melhora sua qualidade a cada ano.

A diminuição dos fatores de risco resultaria na diminuição da mortalidade ocasionada pelas doenças crônicas não transmissíveis. Porém, não é o que está acontecendo. A Tabela 1 mostra dados oriundos de 2006 e 2010, comparando entre a variação das taxas, mostrando que essa diminuição benéfica não está acontecendo no Brasil.

Tabela 1. Fatores de risco de mortalidade pelas doenças crônicas não transmissíveis.

Fator de risco	2006	2010
Tabagismo		
Fumante atual	16,2%	15,1%
Ex-fumante	22,1%	22,0%
Atividade física		
Atividade física no lazer	14,8%	14,9%
Alimentação		
Consumo de carne com gordura	39,1%	34,2%
Consumo regular de frutas e hortaliças	28,9%	29,9%
Consumo de bebida alcoólica		
Consumo excessivo nos últimos 30 dias	16,2%	18,0%
Problemas relativos a peso elevado		
Excesso de peso	42,8%	48,1%
Obesidade	11,4%	15,0%

Doenças não transmissíveis e o seu impacto na saúde mundial

Abrangendo todas as classes socioeconômicas, doenças não transmissíveis tendem a ser mais intensas aos indivíduos vulneráveis, como idosos, os de baixa escolaridade e os de baixa renda. A múltipla etiologia dessas doenças é apresentada na Figura 3.

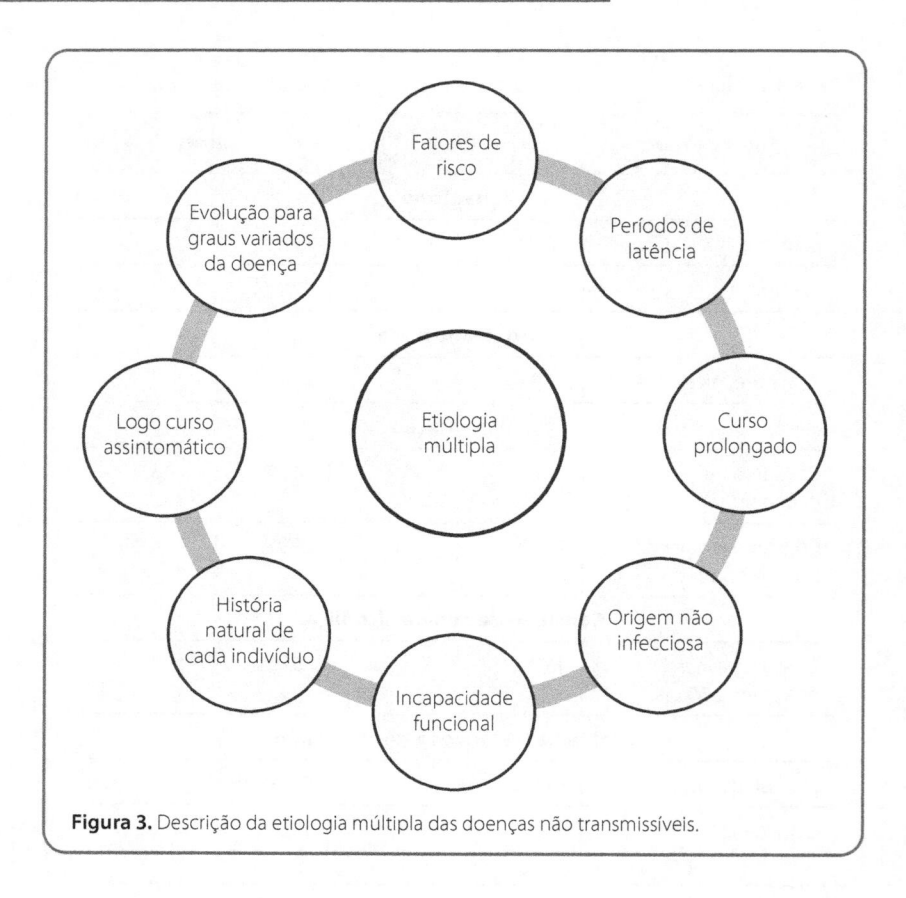

Figura 3. Descrição da etiologia múltipla das doenças não transmissíveis.

Diagrama circular com "Etiologia múltipla" no centro, cercado por: Fatores de risco; Períodos de latência; Curso prolongado; Origem não infecciosa; Incapacidade funcional; História natural de cada indivíduo; Logo curso assintomático; Evolução para graus variados da doença.

O tratamento das doenças não transmissíveis é um desafio para os serviços de saúde que necessitam de novas estratégias para atingirem sucesso. O gasto do Sistema Único de Saúde (SUS) com essas doenças é alto, resultado de uma série de fatores, como o afastamento do trabalho, perda de produtividade e gastos com internação hospitalar desses pacientes.

Uma análise do Banco Econômico Mundial (ROUQUAYROL; GURGEL, 2013) estima que países como Brasil, China, Índia e Rússia perdem anualmente mais de 20 milhões de anos produtivos de vida relacionados com as doenças não transmissíveis. Dados do Brasil sugeriram perda da produtividade no trabalho e a consequente diminuição da renda familiar relacionada com diabetes melito, doença do coração e acidente vascular encefálico ocasionando o rombo econômico de 4,18 bilhões de dólares entre 2006 e 2015.

O impacto socioeconômico das doenças não transmissíveis afeta as regiões em específico, refletindo nas Metas de Desenvolvimento do Milênio de âmbito mundial, que abrangem temas como saúde, educação e pobreza, resultando no não cumprimento das metas de melhorias desses indicadores, quando é observado epidemias dessas doenças e aumento de seus fatores de risco.

Link

Neste site, você pode conhecer um pouco mais sobre a vigilância das doenças crônicas não transmissíveis e aprender sobre os sistemas disponíveis no País para registrá-las:

https://goo.gl/DJF14U

Hospitalizações

As doenças do sistema circulatório são as principais envolvidas em internações hospitalares no Brasil, segundo dados do SUS, porém, após o ano 2000 tem se observado uma leve queda nas taxas de internação hospitalar.

A internação hospitalar relacionada a neoplasias está aumentando e passou de 229 para cada 100 mil habitantes em 2000, para 301 em cada 100 mil habitantes em 2009, com as principais causas relacionadas ao câncer de mama, esôfago e colo do útero.

Intervenções na promoção da saúde

Após a identificação dos fatores de risco, vários projetos foram desenvolvidos para intervir na promoção da saúde da população com foco na prevenção de doenças crônicas não transmissíveis. O passo inicial foi relacionado às doenças cardiovasculares, decorrente da alta taxa de mortalidade precoce na Finlândia, por volta de 1972. O programa expandiu para outras doenças, sendo possível constatar que elas não podem ser completamente evitáveis, porém, por meio de intervenções, podem sofrer drástica redução. Ao longo do tempo, esse projeto demonstrou que as taxas relacionadas às doenças cardiovasculares decresceram em 57% em 20 anos, espelhando novos projetos para demais países do mundo.

No Brasil, as intervenções na promoção da saúde levando em consideração os fatores de risco foram estruturadas com base na *STEPwise Approach to Chronic Disease Risk Factor Surveillance* (Abordagem por passos para Vigilância de Fator de Risco de Doença Crônica), em recomendação da OMS (ROUQUAYROL; GURGEL, 2013). Essa abordagem organiza a vigilância de maneira crescente em três passos:

- abrange um conjunto mínimo de informações sobre os fatores de risco e proteção para doenças crônicas não transmissíveis e seus agravos;
- são as medidas antropométricas individuais;
- são as medidas físicas representadas pela coleta de amostras de sangue.

Exemplo

Os idosos são a faixa etária da população que apresenta as maiores taxas das doenças crônicas não transmissíveis. Por isso, o envelhecimento populacional tem relação direta com a incidência de doenças que estão se destacando devido à pirâmide etária brasileira, que se encontra em transição, com aumento do número de idosos.

Leituras recomendadas

MALTA, D. C. et al. Doenças crônicas não transmissíveis e a utilização de serviços de saúde: análise da Pesquisa Nacional de Saúde no Brasil. *Revista de Saúde Pública,* São Paulo, v. 51, supl. 1, p. 1s-10s, 2017. Disponível em: <http://www.scielo.br/pdf/rsp/v51s1/pt_0034-8910-rsp-S1518-87872017051000090.pdf>. Acesso em: 16 nov. 2017.

MALTA, D. C.; SILVA JR, J. B. da. O Plano de Ações Estratégicas para o Enfrentamento das Doenças Crônicas Não Transmissíveis no Brasil e a definição das metas globais para o enfrentamento dessas doenças até 2025: uma revisão. *Epidemiologia e Serviços de Saúde,* Brasília, DF, v. 22, n. 1, p. 151-164, jan./mar. 2013. Disponível em: <http://scielo.iec.gov.br/pdf/ess/v22n1/v22n1a16.pdf>. Acesso em: 16 nov. 2017.

ROUQUAYROL, M. Z.; GURGEL, M. (Org.). *Epidemiologia e saúde.* 7. ed. Rio de Janeiro: Medbook, 2013.

SILVA, J. V. F. et al. A relação entre o envelhecimento populacional e as doenças crônicas não transmissíveis: sério desafio de saúde pública. *Cadernos de Graduação*: Ciências Biológicas e da Saúde, Maceió, v. 2, n. 3, p. 91-100, maio 2015. Disponível em: <https://periodicos.set.edu.br/index.php/fitsbiosaude/article/view/2079/1268>. Acesso em: 17 nov. 2017.

SOUZA, G. P. et al. O impacto do plano de ações estratégicas para o enfrentamento de doenças crônicas não transmissíveis no Brasil. *Revista Saúde*, Guarulhos, v. 10, n. 1, nesp, p. 136, 2016. Disponível em: <http://revistas.ung.br/index.php/saude/article/view/2824/2079>. Acesso em: 17 nov. 2017.

TAVARES, N. U. L. et al. Uso de medicamentos para tratamento de doenças crônicas não transmissíveis no Brasil: resultados da Pesquisa Nacional de Saúde, 2013. *Epidemiologia e Serviços de Saúde*, Brasília, DF, v. 24, n. 2, p. 315-323, abr./jun. 2015. Disponível em: <http://scielo.iec.gov.br/pdf/ess/v24n2/v24n2a14.pdf>. Acesso em: 16 nov. 2017.

Vigilância epidemiológica

Objetivos de aprendizagem

Ao final deste texto, você deve apresentar os seguintes aprendizados:

- Descrever as competências da vigilância epidemiológica.
- Conceituar a vigilância em saúde, sanitária e ambiental.
- Abordar os sistemas epidemiológicos nacionais.

Introdução

O interesse em contar o número de casos de doenças e óbitos e controlar a disseminação de patologias contagiosas surgiu há muito tempo, em distintas sociedades e momentos históricos. Relatos das primeiras medidas de saúde referentes a ações de vigilância estão relacionados com a instituição da quarentena, a fim de evitar a disseminação de pestes. A necessidade de registro de informações relacionadas à ocorrência de doenças para a tomada de ações de controle foi se tornando cada vez mais evidente, fazendo com que medidas fossem adotadas para a coleta de dados. A vigilância em saúde consiste na coleta sistemática e contínua e na análise e interpretação de dados sobre desfechos específicos, a fim de planejar e avaliar as práticas em saúde.

Neste capítulo, você vai conhecer as competências da vigilância epidemiológica, identificar o conceito de vigilância em saúde, sanitária e ambiental e conhecer os sistemas epidemiológicos nacionais existentes para o registro de dados.

A vigilância epidemiológica

A vigilância epidemiológica é um processo sistemático e contínuo de coleta, análise, interpretação e disseminação de informação. Esse processo e suas etapas têm como objetivo recomendar e adotar medidas de prevenção e controle de problemas de saúde. A vigilância epidemiológica corresponde a um conjunto de atividades e procedimentos hierárquicos em nível local e até o internacional. A partir de dados de doenças infecciosas, hoje, o conceito é ampliado para outros problemas de saúde, como doenças crônico-degenerativas, acidentes, violências, fatores de risco e ambientais.

Foi na prática da quarentena, estabelecida no século XIV, quando começou a remoção de pessoas suspeitas de doenças infecciosas que iniciou a vigilância. A partir de então, foram consideradas alternativas para o controle social relacionado à incidência de doenças. Foi no início do século XX, após as teorias microbiológicas para a determinação de doenças, que desenvolveram os primeiros conceitos científicos de vigilância na prática de saúde pública. As pessoas acometidas por pestes, varíola e febre amarela eram monitoradas a fim de serem detectados precocemente novos casos dessas doenças e de iniciar o isolamento dos acometidos. Na Itália, no ano de 1881, que a notificação compulsória de doenças foi iniciada e já em 1901, todos os casos de varíola, tuberculose e cólera já eram notificados em todos os estados norte-americanos. A vigilância, nesse período, era feita somente com relação aos indivíduos, em que a observação dos casos suspeitos ou confirmados de doenças transmissíveis acarretava no isolamento, não sendo levado em consideração aspectos que levaram o acometimento dessa doença e como ela poderia ser prevenida ou tratada.

Com o passar do tempo, essa vigilância recebe concepção mais abrangente, se estendendo ao acompanhamento sistemático de eventos adversos com o propósito de aprimorar medidas de controle de acometimento dessas doenças, endêmicas na época.

O sucesso da vigilância epidemiológica no decorrer dos anos levou a ampliação de seu conceito, para abranger não apenas doenças transmissíveis, mas também outros problemas de saúde pública, como comportamentos de risco.

A vigilância tem como finalidade prover as bases técnicas para subsidiar os profissionais de saúde na elaboração e implementação de ações e programas de saúde. A Figura 1 mostra os principais objetivos da vigilância epidemiológica.

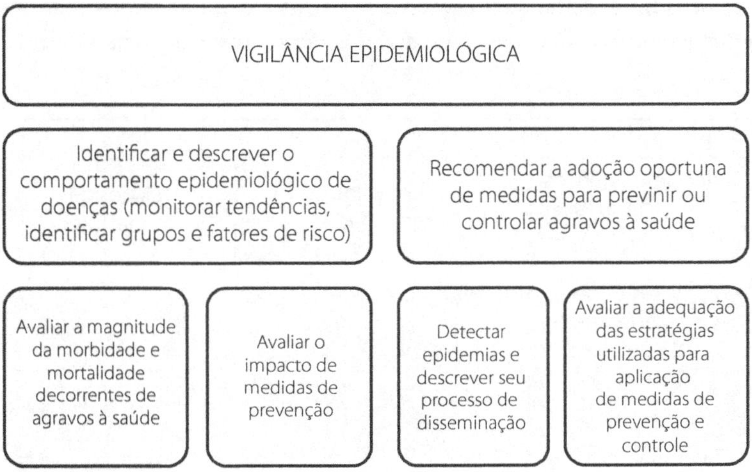

VIGILÂNCIA EPIDEMIOLÓGICA

- Identificar e descrever o comportamento epidemiológico de doenças (monitorar tendências, identificar grupos e fatores de risco)
- Recomendar a adoção oportuna de medidas para prevenir ou controlar agravos à saúde
- Avaliar a magnitude da morbidade e mortalidade decorrentes de agravos à saúde
- Avaliar o impacto de medidas de prevenção
- Detectar epidemias e descrever seu processo de disseminação
- Avaliar a adequação das estratégias utilizadas para aplicação de medidas de prevenção e controle

Figura 1. Objetivos da vigilância epidemiológica.

É a partir de processos baseados em atividades interligadas e complementares, com desenvolvimento integrado contínuo, que o conhecimento acerca de padrões, tendências e comportamentos de doenças ou agravos à saúde poderão desencadear intervenções efetivas a serem implementadas de maneira oportuna e otimizada. As principais atividades da vigilância epidemiológica consistem em coleta, processamento, análise e interpretação de dados, investigações epidemiológicas, recomendações, implementações e avaliações de ações de controle e divulgação dessas informações.

Coleta de dados

A coleta de dados epidemiológicos para fins de vigilância em saúde engloba sua seleção para o conhecimento do problema, elaboração de formulários padronizados, garantia da qualidade de seu processo de obtenção, estabelecimento de fluxo para envio, identificação das fontes de informação e a realização de investigações especiais para o esclarecimento de aspectos específicos relacionados a determinados agravos. A coleta de dados apresenta alguns problemas, sendo que o principal deles e também mais significativo está relacionado com a representatividade e abrangência das fontes de informação, relacionadas com a possibilidade de duplicação de registros e a validade dos critérios de diagnóstico utilizado. Os tipos de dados estão representados na Figura 2.

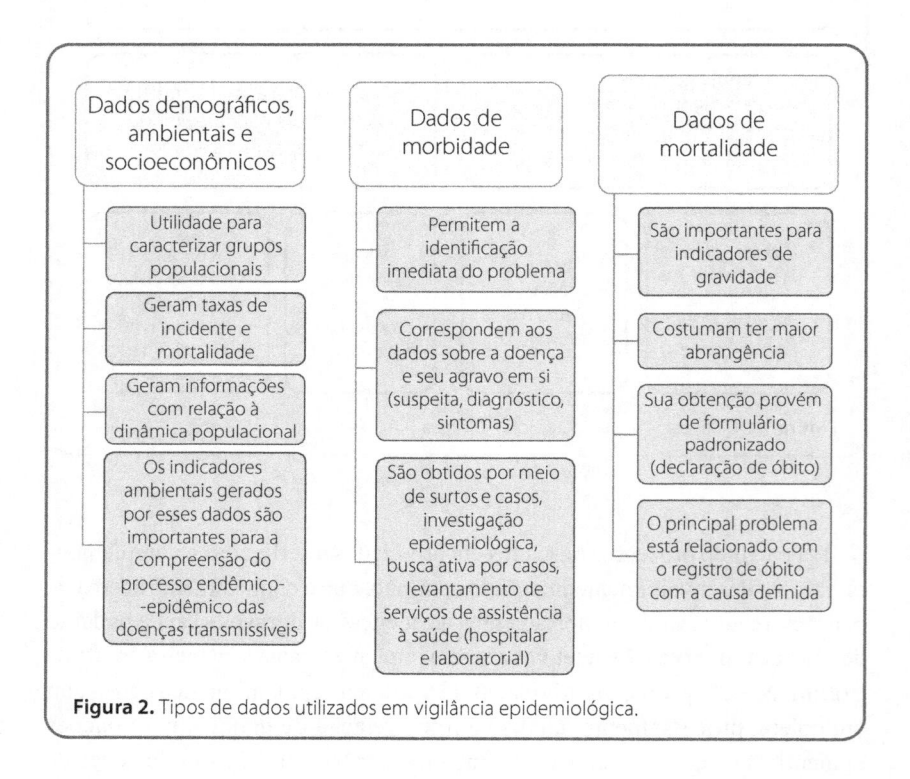

Dados demográficos, ambientais e socioeconômicos
- Utilidade para caracterizar grupos populacionais
- Geram taxas de incidente e mortalidade
- Geram informações com relação à dinâmica populacional
- Os indicadores ambientais gerados por esses dados são importantes para a compreensão do processo endêmico-epidêmico das doenças transmissíveis

Dados de morbidade
- Permitem a identificação imediata do problema
- Correspondem aos dados sobre a doença e seu agravo em si (suspeita, diagnóstico, sintomas)
- São obtidos por meio de surtos e casos, investigação epidemiológica, busca ativa por casos, levantamento de serviços de assistência à saúde (hospitalar e laboratorial)

Dados de mortalidade
- São importantes para indicadores de gravidade
- Costumam ter maior abrangência
- Sua obtenção provém de formulário padronizado (declaração de óbito)
- O principal problema está relacionado com o registro de óbito com a causa definida

Figura 2. Tipos de dados utilizados em vigilância epidemiológica.

A vigilância epidemiológica deve ter diversas fontes de dados para obtenção das informações relevantes para fins de identificação e acompanhamento de eventos de saúde. A notificação compulsória de doenças de agravo à saúde é a base do sistema de vigilância, mas para que se obtenham dados complementares, como demográficos, ambientais, socioeconômicos e morbimortalidade, fontes de dados adicionais são requeridas. A informação resultado da obtenção desse conjunto de dados possibilitará a investigação de casos e surtos de doenças na saúde pública.

Notificação

A comunicação da ocorrência de determinada doença ou agravo à saúde e até mesmo surtos é realizada por profissionais de saúde à autoridade sanitária. É por essas notificações que será possível a adoção de medidas de intervenções pertinentes a cada caso. Para isso, há uma lista de doenças de notificação compulsória. Essa lista é atualizada conforme a demanda de mudanças da situação epidemiológica. Há critérios estabelecidos para que doenças façam parte dessa lista. Veja na Figura 3.

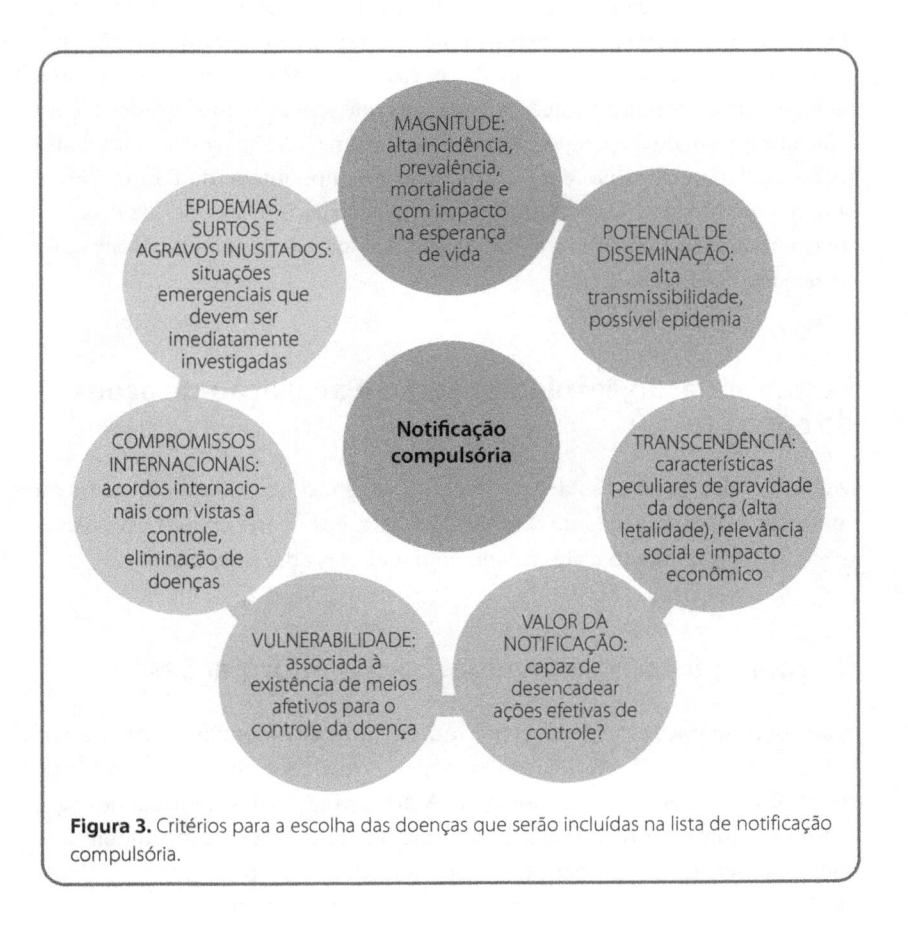

Notificação compulsória

- **MAGNITUDE:** alta incidência, prevalência, mortalidade e com impacto na esperança de vida
- **POTENCIAL DE DISSEMINAÇÃO:** alta transmissibilidade, possível epidemia
- **TRANSCENDÊNCIA:** características peculiares de gravidade da doença (alta letalidade), relevância social e impacto econômico
- **VALOR DA NOTIFICAÇÃO:** capaz de desencadear ações efetivas de controle?
- **VULNERABILIDADE:** associada à existência de meios afetivos para o controle da doença
- **COMPROMISSOS INTERNACIONAIS:** acordos internacionais com vistas a controle, eliminação de doenças
- **EPIDEMIAS, SURTOS E AGRAVOS INUSITADOS:** situações emergenciais que devem ser imediatamente investigadas

Figura 3. Critérios para a escolha das doenças que serão incluídas na lista de notificação compulsória.

Por fim, o processo de notificação também apresenta aspectos simples a serem considerados, como a notificação da simples suspeita de doença, o sigilo da informação, quando a divulgação deve ser realizada apenas ao órgão responsável, evitando a exposição dos indivíduos envolvidos, e o envio da notificação negativo, quando não houver registro de casos.

Processamento, análise e interpretação de dados

O conjunto de atividades que inclui o processamento, análise e interpretação dos dados é essencial para que o sistema seja capaz de gerar informações necessárias para o desencadeamento de ações efetivas de controle. Inicialmente, os dados passam por avaliação crítica, em que são avaliados critérios com relação à qualidade do preenchimento dos instrumentos, busca de informações incompletas, verificação com eliminação de duplicidade de dados. Nesse conjunto de processos, também está a agregação de informações de diversas fontes para que se obtenha a confirmação de alguma suspeita de doença que tenha sido notificada.

Recomendação, implementação e avaliação de ações de controle

Medidas relacionadas às ações de controle têm o objetivo de impedir ou controlar a disseminação de doenças. Essas ações ocorrem com vacinação, isolamento, tratamento e até mesmo com medidas educacionais.

Retroalimentação e divulgação das informações

A retroalimentação ou *feedback* é um dos aspectos fundamentais para o contínuo processo de aperfeiçoamento, gerência e controle da qualidade dos sistemas de vigilância epidemiológica. A disseminação das informações para todos os setores e profissionais do sistema de vigilância leva ao aumento da adesão ao serviço de notificação de dados. Com relação à sociedade, a divulgação dos dados é essencial para estimular o controle social.

> **Fique atento**
>
> A notificação obrigatória com relação à ocorrência de casos de doenças foi determinada pela primeira versão do Regulamento Sanitário Internacional, em 1951. Nesse período, a ocorrência de doenças como varíola, febre amarela, cólera e peste deveriam ser obrigatoriamente notificadas à Organização Mundial da Saúde.

Vigilância em saúde, sanitária e ambiental

Vigilância em saúde

Com relação ao Brasil, após a criação do Sistema Único de Saúde (SUS), o cidadão passou a ter garantia de seus direitos, assim como também muitas mudanças ocorreram com relação às políticas públicas de saúde. Essas mudanças resultaram em reduções de indicadores, como taxa de mortalidade infantil, controle de doenças infecciosas e implementação de programas como o de imunização, reorientando o modelo de atenção à saúde.

A vigilância em saúde é caracterizada como a busca por respostas mais efetivas para as demandas e os problemas de saúde. Nesse modelo, é trabalhado um conjunto articulado e integrado de ações, que tem objetivos específicos relacionados com a situação de saúde da população regional, a fim de buscar controle de causas, riscos e danos ao indivíduo, sendo esses oriundos do meio de trabalho, atividades executadas e relações sociais.

A construção dessa proposta teve ênfase na organização das diferentes especialidades de vigilância em saúde existentes no Brasil, quando um sistema único e coordenado é capaz de enfrentar a complexidade do quadro sanitário brasileiro de forma mais resolutiva. A proposta desse sistema pressupõe uma abordagem mais relacionada entre as vigilâncias epidemiológica, ambiental e sanitária, podendo ser considerada uma tentativa de enfrentar a superposição de ações direcionadas para o controle do hospedeiro, agente etiológico, meio ambiente ou da produção e comercialização de fármacos e alimentos.

Pode-se assim dizer que a vigilância em saúde é voltada para uma organização de práticas sistêmicas por meio da incorporação de contribuições da epidemiologia, geografia, planejamento urbano e ciências sociais em saúde, produzindo e utilizando de forma compartilhada a informação e a comunicação, a fim de melhor instrumentalizar a intervenção. Essa proposta tem enfrentado desafios com relação à constante busca de atualização operacional.

Vigilância sanitária

A vigilância sanitária por muitos anos teve sua área de atuação baseada em ações normativas, mas seu objeto de ação é constituído pelos ambientes que direta ou indiretamente interferem no processo saúde-doença. As atividades da vigilância sanitária surgiram da necessidade de proteção da população em decorrência da propagação de doenças transmissíveis nos agrupamentos urbanos com o objetivo de eliminar situações de risco à saúde. Seus métodos de intervenção não se caracterizam apenas em normas a serem seguidas, também há foco em ações dirigidas ao fortalecimento da sociedade e da cidadania com o propósito de promoção da saúde e prevenção de danos e agravos.

Sendo assim, a vigilância sanitária é um conjunto de estratégias institucionais, administrativas, programáticas e sociais, integradas e orientadas por políticas públicas que se destinam a eliminar, diminuir ou prevenir riscos à saúde, com base em serviços e em ações integrais e essenciais à defesa e à promoção da vida em seu ambiente.

É de responsabilidade dessa vigilância o controle de todos os processos, desde a produção até o consumo, tanto de objetos envolvidos quanto com relação direta ou indiretamente com a saúde. É a garantia de qualidade dos produtos que são responsabilidade de determinação pela vigilância sanitária. Historicamente, a implantação de ações voltadas para vigilância sanitária surgiu no Brasil com a chegada da Corte Portuguesa em 1808 com a finalidade de efetuar o controle sanitário dos produtos a serem comercializados e consumidos, combater a propagação de doenças epidêmicas, resolver questões de saneamento e fiscalizar o exercício profissional na área da saúde. Em 1832, sua atuação ganhou contornos mais definidos, no qual se instituíram normas para o exercício da medicina e da farmácia, bem como para o controle de medicamentos e alimentos. O ano de 1889 foi marcado pela regularização do serviço de polícia sanitária nas administrações regionais para impedir o desenvolvimento de epidemias. Porém, apenas em 1970, a vigilância sanitária começou a se apresentar de maneira mais visível ao setor de saúde, quando ocorreu a modificação da terminologia 'fiscalização' para 'vigilância', em que a vigilância sanitária ampliou seu campo de ação, antes destinado principalmente ao controle e punição. Hoje, a vigilância sanitária é incorporada à Agência Nacional de Vigilância Sanitária (Anvisa). A Anvisa surgiu em 1999 e colocou a vigilância sanitária em outro rumo, quando ela passou a administrar as atividades antes concebidas para o Estado, como a promoção da proteção da saúde da população, por intermédio do controle sanitário da produção e da comercialização de produtos e serviços submetidos à vigilância sanitária, inclusive dos ambientes, processos, insumos e tecnologias a eles relacionados, bem como o controle de portos, aeroportos e fronteiras.

Vigilância ambiental

A vigilância ambiental no âmbito das políticas públicas de saúde é relativamente recente no Brasil e suas ações estão inseridas no campo de atuação do SUS, compartilhando os mesmos princípios e diretrizes. A intenção de intervir nos fatores de risco ambiental já aparecia na década de 90. Esse interesse foi impulsionado em 1998, após a criação da Política Nacional de Saúde Ambiental, iniciativa em relação à saúde e ambiente. O Projeto de Estruturação do Sistema Nacional de Vigilância em Saúde (Vigisus), no final dos anos 90, também impactou de forma positiva para a incorporação de fatores ambientais regionais no acompanhamento e controle de seus efeitos para a saúde da população.

Antes da criação desses programas, a vigilância da água para consumo humano, por exemplo, era responsabilidade da vigilância sanitária. No ano 2000, o Sistema Nacional de Vigilância Ambiental em Saúde (Sinvas) foi estruturado pelo Ministério da Saúde. A vigilância ambiental em saúde teve sua importância reconhecida em virtude da relação entre ambiente e saúde, razão pela qual a combinação de seus componentes deveria ser conduzida de modo a gerar a prevenção ou a redução da exposição humana a fatores ambientais prejudiciais à saúde. As intervenções dessa vigilância são focadas em fatores biológicos, representados por vetores, hospedeiros, reservatórios e animais peçonhentos, bem como em fatores não biológicos, tais como: água, ar, solo, contaminantes ambientais, desastres naturais e acidentes com produtos perigosos, apoiadas no reconhecimento da relação entre os possíveis riscos existentes nesses fatores e seus efeitos adversos sobre a saúde.

O Projeto Vigisus trouxe visão mais ampla com relação ao conjunto de fatores ambientais que deveriam ser sistematicamente acompanhados no território.

Apesar da divisão entre fatores de risco biológicos e não biológicos da vigilância ambiental, é imprescindível o compartilhamento organizacional teórico-metodológico que permita a ocorrência de ações integradas com os demais instrumentos das vigilâncias. Essa configuração de compartilhamento de informações permite abordagem mais ampla com relação aos problemas ambientais, que geralmente possuem origem em múltiplos fatores que interagem e são interdependentes, a fim de se identificar por completo a proteção contra os riscos.

> **Saiba mais**
>
> Por que as epidemias ocorrem? Há várias razões para a ocorrência de surtos, porém, há quatro circunstâncias comuns que conduzem a epidemia: viagens de indivíduos suscetíveis a áreas endêmicas, introdução de nova doença aos humanos, infecção já existente e chance de uma população alcançar outra população mais suscetível ou quando a suscetibilidade de resposta do hospedeiro estiver debilitada decorrente de imunossupressão.

Sistema de vigilância epidemiológico nacional

No Brasil, em 1990, foi instituída por meio da Lei 8.080, o Sistema Único de Saúde (SUS). Esse sistema definiu a vigilância epidemiológica como um conjunto de ações que proporcionariam conhecimento, detecção e prevenção de mudanças nos fatores determinantes e condicionantes de saúde individual ou coletiva a fim de adotar as medidas de prevenção e controle de doenças e seus agravos. Sendo assim, o sistema implantado consistia em uma informação para ação (BRASIL, 1990).

As ações de vigilância enfatizam práticas locais, estabelecendo prioridade para o fortalecimento de sistemas municipais de vigilância, focando em problemas de saúde próprios de suas respectivas áreas de abrangência. Os sistemas devem ser dinâmicos para que possam refletir o serviço de saúde do país.

> **Link**
>
> Veja o que as autoridades falam sobre vigilância em saúde.
>
> https://goo.gl/c59KRj

Sistemas de informação

Sistemas de informação em saúde (SIS) são caracterizados como um conjunto de mecanismos organizados de coleta, processamento, análise e transmissão da informação, a fim de contribuir para o planejamento, organização e avaliação dos serviços de saúde. De acordo com o SUS, o principal objetivo dos SIS é possibilitar a análise da situação de saúde local. Há alguns sistemas nacionais de informação que se destacam em razão da maior relevância que apresentam para a vigilância epidemiológica (Quadro 1).

Quadro 1. Sistemas nacionais de informação para obtenção de dados para a vigilância epidemiológica.

Sistema de Informação Hospitalar (SIH-SUS)
Possui dados informatizados desde 1984.
Inicialmente, não foi concebido para fins epidemiológicos.
Reúne informações acerca das internações hospitalares.
É uma fonte relevante sobre as enfermidades que requerem internação.
Torna possível o conhecimento da situação de saúde e gestão dos serviços.
Coleta de dados é a autorização de internação hospitalar.
Sistema de Informação de Agravos de Notificação (SINAN)
Desenvolvido entre 1990 e 1993.
Coleta e processa dados de todo o território nacional.
Abrange principalmente todas as doenças de agravo de notificação compulsória.
Estados e municípios podem incluir outros problemas de saúde locais.
A coleta é feita por formulários padronizados.
Inclui planilha e boletim de acompanhamento de surtos.
Sistema de Informação sobre Mortalidade (SIM)
Implantado em 1975.
Utiliza a declaração de óbito como instrumento padronizado de coleta de dados.
Sistema de Informação sobre Nascidos Vivos (SINASC)
Implantado em 1990.
Inclui dados sobre gravidez, parto e condições da criança ao nascer.
Utiliza a declaração de nascimento como padrão de documento.

No âmbito mundial, atualmente, diversas plataformas eletrônicas, como *Health Map*, *Google Flu Trends* e *Flu Near You* permitem a visualização dos cenários epidemiológicos ao redor do mundo, disponibilizando dados sobre doenças para a população em geral e serviços de saúde. A utilização de fontes não oficiais se mostra aliada para a detecção de possíveis surtos ou casos de doenças emergentes em saúde pública. A publicação e circulação de conteúdo produzido por usuários da rede virtual relacionado à epidemiologia de doenças foram denominadas como Epidemiologia Participativa e seus dados são minerados pela análise de semânticas e palavras-chaves dispersas na internet. O Brasil apresenta poucos resultados com relação à detecção digital de doenças e agravos em saúde. Essa prática é válida para a detecção de doenças graves com rápida disseminação, visto que a rede virtual é uma ferramenta bastante popular, servindo de alerta não oficial com relação à prevenção da saúde.

Exemplo

A definição de caso é uma questão central para a operação do sistema de vigilância. Essa definição permitirá a comparabilidade dos dados, mesmo quando coletados por profissionais e serviços distintos. Para que uma doença seja identificada em determinada localização geográfica, é necessário que um caso seja notificado à autoridade responsável. Esse é o papel na vigilância em saúde: coletar dados, identificar os problemas envolvidos, investigar a ocorrência desse caso e recomendar medidas pertinentes de prevenção e controle de disseminação.

Referência

BRASIL. *Lei nº 8.080, de 19 de setembro de 1990*. Dispõe sobre as condições para a promoção, proteção e recuperação da saúde, a organização e o funcionamento dos serviços correspondentes e dá outras providências. Brasília, DF, 1990. Disponível em: <http://www.planalto.gov.br/ccivil_03/leis/l8080.htm>. Acesso em: 23 nov. 2017.

Leituras recomendadas

BRASIL. Ministério da saúde. *Biblioteca Virtual em Saúde*. 2017. Disponível em: <http://bvsms.saude.gov.br/bvs/saudelegis/gm/2016/prt0204_17_02_2016.html>. Acesso em: 23 nov. 2017.

GUIMARÃES, R. M. et al. Os desafios para a formulação, implantação e implementação da Política Nacional de Vigilância em Saúde. *Ciência & Saúde Coletiva*, Rio de Janeiro, v. 22, n. 5, p. 1407-1416, 2017. Disponível em: <http://www.redalyc.org/pdf/630/63050935003.pdf>. Acesso em: 06 dez. 2017.

GUIMARÃES, R. M. et al. Os desafios para a formulação, implantação e implementação da Política Nacional de Vigilância em Saúde. *Ciência & Saúde Coletiva*, Rio de Janeiro, v. 22, n. 5, p. 1407-1416, 2017. Disponível em: <http://www.redalyc.org/pdf/630/63050935003.pdf>. Acesso em: 06 dez. 2017.

LEAL NETO, O. B. et al. Detecção digital de doenças e vigilância participativa: panorama e perspectivas para o Brasil. *Revista de Saúde Pública*, São Paulo, v. 50, p. 1-5, 2016. Disponível em: <http://www.redalyc.org/html/672/67247719058/>. Acesso em: 06 dez. 2017.

MEDRONHO, R. A. et al. *Epidemiologia*. 2. ed. São Paulo: Atheneu, 2009.

OLIVEIRA, C. M.; CRUZ, M. M. Sistema de vigilância em saúde no Brasil: avanços e desafios. *Saúde em Debate*, Rio de Janeiro, v. 39, n. 104, p. 255-267, jan./mar. 2015. Disponível em: <http://www.redalyc.org/pdf/4063/406341749022.pdf>. Acesso em: 06 dez. 2017.

ROUQUAYROL, M. Z.; GURGEL, M. *Epidemiologia e saúde*. 7. ed. Rio de Janeiro: MedBook, 2013.

Ensaio clínico controlado e randomizado (ECR)

Objetivos de aprendizagem

Ao final deste texto, você deve apresentar os seguintes aprendizados:

- Definir o que é um ensaio clínico controlado e randomizado.
- Explicar os parâmetros principais do ensaio clínico controlado e randomizado.
- Diferenciar o ensaio clínico controlado e randomizado.

Introdução

Neste capítulo, você vai estudar o ensaio clínico controlado e randomizado (ECR). O ECR é padrão-ouro para avaliar intervenções. É um estudo prospectivo, em que uma intervenção será testada em pelo menos dois grupos aleatórios de indivíduos por tempo determinado. Além disso, existe um guia com os parâmetros que devem ser seguidos para se elaborar um ensaio clínico controlado randomizado, chamado de CONSORT (*Consolidated Standards of Reporting Trials*).

Definição de ensaio clínico controlado e randomizado

Quando a causa da doença de um indivíduo é determinada e seus sintomas são preditos, é necessária a obtenção de tratamento adequado para a situação, com o intuito de melhorar o desfecho da doença, ou seja, obter sucesso no prognóstico. Para determinar o melhor tratamento e que ele seja o mais adequado para a prática clínica são utilizadas evidências a fim de obter a informação sobre a eficácia para posterior aplicabilidade.

Para que novos tratamentos mais eficazes e com menor risco para o paciente sejam introduzidos na prática clínica, é necessária a realização de estudos, e as informações que serão divulgadas devem proceder de fontes rigorosas de obtenção de dados, pois serão aplicadas para toda uma população. E é a partir da importância dessa necessidade e constante busca pelo melhor tratamento para as doenças que os ensaios clínicos são realizados.

Para que um ensaio clínico tenha resultados confiáveis e posteriormente seja reproduzido, primeiro é necessário observar vários fatores, entre eles, relatos de casos, biologia de cada indivíduo acometido, epidemiologia da doença, observação clínica dos acometidos com os sintomas presentes, imaginação para propor o novo tratamento e raciocínio para ser possível colocar em prática o que se espera com o estudo. Após a observação geral desses fatores na população acometida, poderão surgir ideias que serão relacionadas à hipótese de introdução de novo tratamento para a cura da doença. Esse tratamento será o resultado baseado nas evidências de melhora ou não dos pacientes com relação à exposição ao novo tratamento (Figura 1).

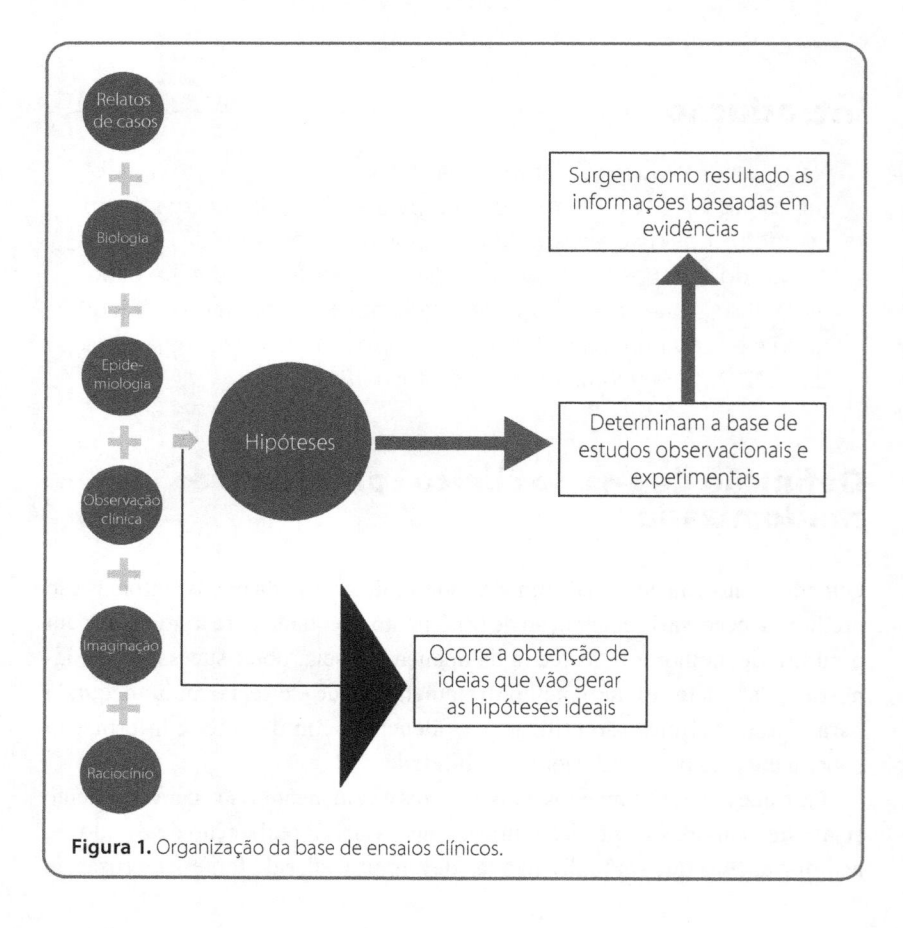

Figura 1. Organização da base de ensaios clínicos.

Após entender as bases de um ensaio clínico, você poderá focar no ensaio clínico randomizado. Esse ensaio tem seus resultados a partir da exposição da população a um tratamento, sendo caracterizados pela seleção de grupos para inclusão no ensaio.

A randomização é a seleção de indivíduos para formação dos grupos dentro de um ensaio clínico. Esses grupos poderão receber diferentes tratamentos, placebo ou até mesmo não receber nenhuma intervenção.

Para determinar a confiabilidade dos resultados de um ensaio clínico randomizado é preciso que sejam observadas informações completas sobre o delineamento do estudo, execução, análise e resultados e interpretação dos dados. Lembre-se! Para que a validade dos estudos sejam confiáveis, foram criados padrões para relatar esses aspectos, o denominado CONSORT (*CONsolidated Standards Of Reportinf Trials* – Padrões Consolidados para o Relato de Ensaios Clínicos).

Amostragem

Os ensaios clínicos exigem que os pacientes se enquadrem em critérios rigorosos de inclusão e exclusão. Esses critérios são planejados para aumentar a homogeneidade dos pacientes que estarão no estudo, fornecendo validade interna e facilitando a detecção dos efeitos do tratamento com relação ao viés e ao acaso. Geralmente, os critérios de inclusão de um indivíduo em um estudo são baseados em características em comum entre a população, por exemplo: indivíduos acometidos com esclerose múltipla. Essas condições necessárias para inclusão são confirmadas por diagnósticos rígidos aplicados para a confirmação da doença em questão.

Entre critérios de exclusão de pacientes de ensaios clínicos, podemos citar as comorbidades individuais que possam surgir, como baixa esperança de vida ou idade avançada do indivíduo em estudo, negação na participação do estudo ou até mesmo o não seguimento de instruções para a participação. Esses critérios levam a seleção de pacientes em plenas condições de interesse para inclusão no estudo.

> **Fique atento**
>
> Para a execução de ensaios clínicos, a seleção da amostra é de extrema importância. A amostra corresponde a indivíduos que apresentam determinada doença. Após a primeira seleção levando em consideração uma característica em comum, pode ser possível dar continuidade ao estudo visando à intervenção. A randomização corresponde à etapa de divisão dos grupos envolvidos no estudo. Esses grupos sofrerão intervenções diferentes para que se obtenham informações do prognóstico após o tratamento. A heterogeneidade da amostra envolvida no estudo é de extrema importância para que haja validade interna dos resultados, podendo ser comparados e aplicados na população em geral.

Parâmetros do ensaio clínico controlado e randomizado

Nesse tipo de ensaio, é realizada a seleção de uma amostragem da população por randomização, em que há exposição da amostra a uma intervenção. Essa amostragem é apresentada em dois grupos, um dos grupos receberá intervenção e tratamento para a doença, o outro grupo será definido como o grupo-controle, que não receberão intervenção.

Intervenção

A intervenção em ensaio clínico controlado e randomizado pode ser descrita em relação a três características gerais: capacidade de generalização, complexidade e força.

A intervenção deve ser pensada de maneira que sua implementação na prática clínica seja possível, com o objetivo de padronizar as terapias em estudo para que sejam facilmente reproduzidas em outros cenários. As intervenções em estudos devem ser comparadas com outras alternativas terapêuticas existentes, a fim de determinar efetividade clínica entre elas.

Grupos de comparação

Quando se estuda grupos distintos em um ensaio clínico, há determinantes que você deverá observar com relação aos resultados que serão obtidos. Para que se proponha um novo tratamento na prática clínica, esse estudo deve ser realizado em comparação com tratamento já existente. É após a comparação entre o tratamento já existente e o proposto no ensaio, que serão obtidos resultados comprovando a eficácia ou não desse novo método. Quando ainda não existir tratamento para determinada doença, e ele ser ineditamente proposto, é que poderá ser considerado um grupo sem tratamento para comparação com o grupo que estará recebendo a intervenção.

O grupo sem intervenção será aquele em que serão alocados os pacientes sem intervenção, não recebendo nenhum tratamento, averiguando os efeitos da intervenção com relação ao grupo tratado. Sendo assim, o desfecho da intervenção é o objeto de estudo. A randomização é sigilosa e o efeito *Hawthorne*, caracterizado como tendência do indivíduo mudar seu comportamento com relação ao alvo de interesse, deve ser esperado e minuciosamente avaliado. O grupo de tratamento placebo é composto por indivíduos que recebem tratamento sem nenhum mecanismo de ação, sendo geralmente comparados com o grupo que recebe intervenção. E, por fim, o grupo do tratamento convencional, que resulta em informações que irão determinar se o novo tratamento ou intervenção é melhor que o o utilizado na clínica.

Comparações no tempo e espaço

Ensaios clínicos randomizados geralmente abrangem pacientes experimentais e controles que podem ser reunidos em diferentes lugares e momentos. Por mais que essa abordagem corresponda ao cenário que comumente é utilizado, devemos observar que o prognóstico está estritamente relacionado com essas variáveis, podendo ocorrer vieses especiais, influenciados por características de vida da população.

Avaliação dos desfechos

Para o diagnóstico de uma doença, todas as manifestações clínicas que ocorrem precisam ser relatadas a fim de engrandecer as possibilidades de sua detecção. Assim, os ensaios clínicos irão caracterizar essas doenças e partir de ideias para formulação de hipóteses de tratamento para melhorar o prognóstico de pacientes acometidos. Portanto, os desfechos apresentados em pacientes incluídos nos estudos têm alto valor. Os cinco desfechos clínicos mais comuns a serem considerados são: morte, doença, desconforto, deficiência funcional e descontentamento.

> **Link**
>
> Aqui, você pode verificar a "Lista de informações CONSORT 2010 para incluir no relatório de um estudo randomizado".
>
> https://goo.gl/UwHkhf

Diferenças entre ensaio clínico controlado e randomizado

Alocação do tratamento

Para estudar os efeitos específicos de uma intervenção clínica, a melhor forma para designar os grupos de tratamento é por alocação aleatória, denominada randomização. Para isso, os pacientes são alocados para o grupo que recebe o tratamento experimental ou para o grupo controle com a probabilidade igual de serem alocados nos diferentes grupos.

Essa alocação aleatória é bastante utilizada e preferida entre os métodos de formação de grupos de ensaio clínico por ser capaz de gerar grupos verdadeiramente comparáveis. No fim, os grupos serão compostos por pacientes propensos a terem as mesmas características. Por mais que a randomização por alocação aleatória geralmente funcione, não é uma garantia que grupos sejam compostos por indivíduos com características semelhantes. As diferenças que possam vir a existir têm relação com o acaso, principalmente quando o número de indivíduos incluídos no estudo é pequeno.

Para evitar essas diferenças que possam gerar resultado falso-positivo ou falso-negativo, autores de ensaios clínicos randomizados controlados geralmente apresentam uma tabela de características basais, que comparam a frequência de características no grupo tratado e não tratado.

Quando grupos pequenos de indivíduos são estudados, é fundamental que algumas características que tenham relação com o desfecho ocorram de forma semelhante entre os dois grupos, portanto, ocorre a randomização estratificada, quando os pacientes são reunidos em grupos com níveis semelhantes de um prognóstico, fazendo com que o resultado final possa ser comparado entre esses grupos.

Após a randomização, podem ser encontradas algumas diferenças, estando elas relacionadas com a participação de cada indivíduo. Alguns pacientes não têm a doença como se imaginava quando foram incluídos no estudo, outros abandonam a pesquisa, não tomam medicamentos como recomendado, são retirados do estudo por decorrência de efeitos colaterais indesejados, etc. Isso resulta em grupos de tratamento que tinham chances de serem comparados logo após a randomização, porém, tornaram-se cada vez menos comparáveis em decorrência das diferenças apresentadas ao longo do estudo. A Figura 2 mostra o exemplo de algumas razões dessas diferenças.

- Os pacientes não apresentam a doença em questão para serem incluídos no estudo.
- A adesão dos pacientes ao tratamento não é seguida conforme a orientação.
- As intervenções que podem ocorrer nos grupos ultrapassam a intervenção que está sendo estudada, e, quando são diferentes entre os dois grupos, podem afetar o desfecho.
- Comparação entre indivíduos que respondem e não respondem ao tratamento não necessariamente tem relação com a intervenção, sofrendo influências de características como estágios da doença, adesão, dose e efeitos colaterais de fármacos e presença de outras doenças.
- A modificação de comportamento de cada indivíduo ao saber que está participando de um ensaio clínico resulta em vieses. Por isso, o cegamento é uma ferramenta que evita o conhecimento do paciente com relação a qual grupo ele pertence no estudo, a fim de não prejudicar a validade interna dos resultados.

Figura 2. Diferenças entre grupos identificadas no decorrer do estudo que possam a vir alterar seu resultado.

Por mais que ensaios clínicos randomizados sejam caracterizados como o padrão-ouro para estudos de intervenção, ainda há controvérsias com relação à efetividade de seus resultados. Muitas doenças não apresentam número suficiente de indivíduos acometidos, para que se conduza um ensaio clínico, assim como muitos resultados não apresentam evidências conclusivas de seus benefícios para os pacientes, o que leva os médicos não optarem por essa opção de tratamento.

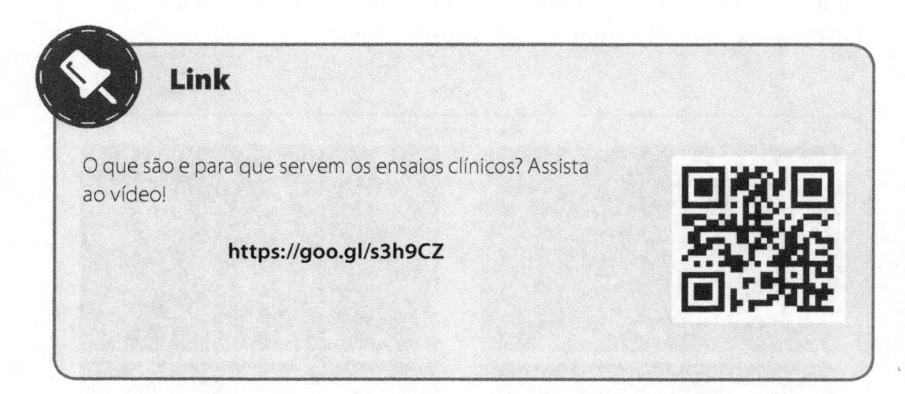

> **Link**
>
> O que são e para que servem os ensaios clínicos? Assista ao vídeo!
>
> https://goo.gl/s3h9CZ

Estudos observacionais de intervenções

Os estudos observacionais sobre os efeitos do tratamento levam em consideração o fato de que, para os pacientes doentes, as decisões terapêuticas precisam ser tomadas independentemente da qualidade das evidências sobre o assunto. Quando não há um consenso com relação a melhor opção terapêutica, são utilizadas terapias diversas. Baseado nisso, há grande quantidade de pacientes que recebem os mais diversos tratamentos para as doenças, manifestando os mais diversos efeitos. Na prática, as razões para a discrepância entre os estudos observacionais e os experimentais não apresentam certeza. Como exemplo, podemos citar mulheres que foram incluídas em um estudo observacional que optaram por terapia de reposição hormonal e assim obtiveram vida mais saudável do que aquelas que não fizeram uso da terapia, assim como, se as mulheres que fizeram uso de reposição hormonal acreditaram na eficácia do tratamento, poderiam estar menos focadas na identificação de outros sintomas relacionados.

Exemplo

Um estudo clínico randomizado foi realizado com origem no resfriado, e pastilhas de zinco foram testadas como intervenção de tratamento. Foram selecionados cem indivíduos que apresentavam os sintomas, sendo eles alocados em dois grupos, um que recebeu intervenção e outro que recebeu placebo. Observaram que os resultados obtidos foram melhores no grupo com intervenção, e o tempo médio para a completa resolução dos sintomas foi de 4,4 dias para o grupo tomando zinco, e 7,6 dias para o grupo placebo. Em contrapartida, o grupo da intervenção relatou efeitos colaterais significativos, como gosto ruim e náusea, fazendo com que o estudo não fornecesse informações suficientes e relevantes com relação à eficácia do novo tratamento.

Leituras recomendadas

BAPTISTA, F. *Ensaios clínicos randomizados*. [2012]. Disponível em: <http://mvpreventiva.com.br/wp-content/uploads/2012/04/Ensaio-clinico-randomizado.pdf>. Acesso em: 26 nov. 2017.

ESCOSTEGUY, C. C. Tópicos metodológicos e estatísticos em ensaios clínicos controlados randomizados. *Arquivos Brasileiros de Cardiologia*, São Paulo, v. 72, n. 2, p. 139-143, 1999. Disponível em: <http://www.epi.uff.br/wp-content/uploads/2014/08/ECR_leitura.pdf>. Acesso em: 24 nov. 2017.

FLETCHER, R. H.; FLETCHER, S. W.; FLETCHER, G. S. *Epidemiologia clínica*: elementos essenciais. 5. ed. Porto Alegre: Artmed, 2014.

SOUZA, R. F. de. O que é um estudo clínico randomizado?. *Medicina*, Ribeirão Preto, v. 42, n. 1, p. 3-8, 2009. Disponível em: <http://www.revistas.usp.br/rmrp/article/view/199/200>. Acesso em: 25 nov. 2017.